Volkskrankheit Fettleber

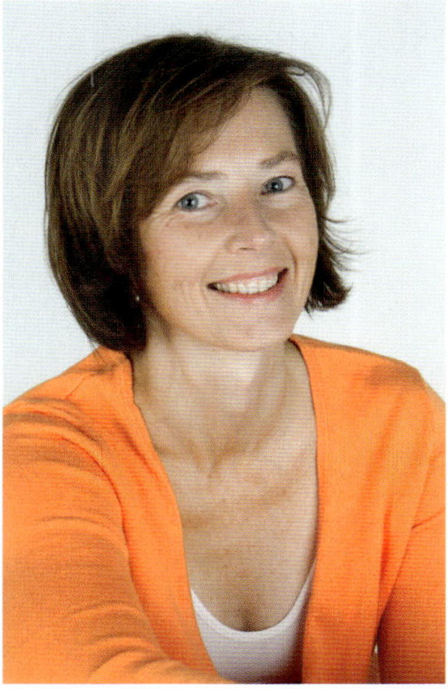

Kirsten Segler (45) ist Diplombiologin und hat sich als Buch- und Zeitschriftenautorin schon immer viel mit Themen zu Ernährung, Gesundheit und Sport beschäftigt, unter anderem für Zeitschriften wie *Men's Health*, *Runner's World* und *Brigitte*. Sie lebt in der Nähe von Stuttgart.

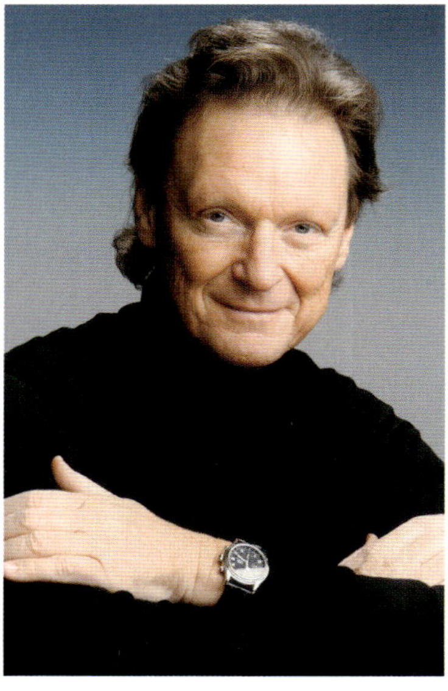

Dr. Nicolai Worm studierte Oecotrophologie in München und Gießen. Seit 2009 ist er Professor an der Deutschen Hochschule für Prävention und Gesundheitsmanagement (DHfPG) in Saarbrücken. Dr. Worm ist Begründer der LOGI-Methode und publiziert zahlreiche Bestseller.

Dr. Nicolai Worm · Kirsten Segler

VOLKS KRANKHEIT FETT LEBER

Verkannt · verharmlost · heilbar

systemed

Inhaltsverzeichnis

VORWORT

Volkskrankheit Fettleber – verkannt, verharmlost, heilbar

Leberverfettung ... Es gibt wohl kaum ein anderes Thema, das noch weniger ansprechend klingt und zugleich für so viele Leute lebensbestimmend ist. Sorgfältigen Schätzungen zufolge liegt die Zahl der Betroffenen von der nicht durch Alkohol bedingten Form allein in Deutschland zwischen 30 und 40 Prozent, in manchen anderen Ländern sind es sogar noch mehr. Und hier wie dort sind viele weitere Menschen durch ihre Lebensweise auf dem besten Wege, ebenfalls eine »nichtalkoholische Fettleber« zu entwickeln. Angesichts dieser Zahlen ist es sehr gut möglich, dass auch Sie dazugehören – und zwar auch dann, wenn Sie eigentlich eine gute Figur haben und Ihr Körper gar nicht verfettet aussieht.

Wenn Sie bisher noch keine Ahnung haben, warum die Verfettung der Leber so gefährlich ist, befinden Sie sich in guter Gesellschaft – dieses Wissen ist nämlich noch vergleichsweise neu und auch längst noch nicht zu allen Ärzten vorgedrungen. Lange kannte man die Fettleber nämlich praktisch nur als Folge von Alkoholmissbrauch und wusste, wie sie sich weiter entwickelt, wenn man nichts dagegen unternimmt: Das verfettete Organ kann sich entzünden, vernarben und sich zunehmend bis hin zur Leberzirrhose verhärten. Aus diesem Zustand kann sich Leberkrebs entwickeln, aber selbst wenn das nicht geschieht, führt eine Zirrhose irgendwann dazu, dass die Leber keine ihrer Aufgaben noch wahrnehmen kann. Dann ist das Leben des Patienten ohne eine Transplantation nicht mehr zu retten. All das sind die altbekannten Leberprobleme, und sie drohen auch dann, wenn die Fettleber ihre Ursache nicht im Alkohol hat. Doch in diesem Buch geht es um viel mehr. Die Forschung der vergangenen Jahre hat nämlich gezeigt, dass die nichtalkoholische Fettleber[1] eine zentrale Rolle bei den in Deutschland (und dem Rest der westlichen Welt) häufigsten Todesursachen spielt.

Denn eine Fettleber ist das deutlichste Zeichen dafür, dass der Stoffwechsel aus dem Ruder gelaufen ist und immer weiter vom Kurs abkommen wird, wenn man nichts dagegen tut. Um im Bild zu bleiben: Mit dieser Diagnose treiben Sie mit einem immer höher werdenden Tempo auf etwas zu, das Ihren Untergang bedeuten könnte – Diabetes, Herzinfarkt, Schlaganfall, Krebs. Das Risiko, dass Sie sich Ihre Gesundheit durch diese Erkrankungen unwiderruflich ruinieren oder gar daran sterben, erhöht sich durch die Entwicklung einer Fettleber dramatisch. Bislang sehen viele Ärzte jedoch

---

1 Im weiteren Verlauf des Buches ist mit dem Begriff Fettleber immer die nicht durch Alkoholmissbrauch bedingte Form gemeint, wenn es nicht ausdrücklich anders gesagt wird.

keinen Anlass zum Handeln, solange die entsprechenden Blutwerte im Rahmen bleiben und somit noch keine Entzündung vorliegt. Doch sie täuschen sich! Die Gefahr erkennt man häufig nicht an den typischen Leberwerten, sondern man muss woanders hinsehen, um dem drohenden Schicksal zu entkommen. Die gute Nachricht: Es ist geradezu lächerlich einfach, diese Situation schnell zu einem Besseren zu wenden. Genau davon handelt dieses Buch.

Wir müssen Sie jedoch vorwarnen: Was Ihnen auf den folgenden Seiten begegnet, wird vieles auf den Kopf stellen, das Sie bisher zu den Themen gesunde Ernährung, Übergewicht, Sport und Abnehmen gehört haben. Sie werden zum Beispiel lesen, dass weniger die Butter, das Ei oder der Braten schuld an der Fettleber sind – obwohl der Ausdruck dies ja nahe legen würde – sondern vielmehr ein Übermaß an Kohlenhydraten, vor allem in Verbindung mit einem eher bequemen Lebensstil. Neben den bekannten Übeltätern wie Süßigkeiten und Knabberkram sind das auch Brot, Müsli, Nudeln, Reis und Kartoffeln. Sie werden zudem erfahren, warum eine schlanke Figur manchmal gefährlicher für Ihre Gesundheit sein kann als üppige Speckrollen, und warum Krafttraining wichtiger ist als Joggen, wenn Sie sinnvoll abnehmen wollen.

Doch die wohl verblüffendste Neuigkeit ist vermutlich diese: Selbst bei sehr viel Übergewicht müssen Sie gar nicht so viel abnehmen, um den lebensgefährlichen Folgen der überflüssigen Kilos zu entkommen. Schon mit einem zweiwöchigen Entrümpelungsprogramm für Ihre Leber können Sie Ihren Stoffwechsel so stark entlasten, dass Ihr Körper nicht länger auf die potenziell tödlichen Folgen der inneren Verfettung zusteuert. Für viele klingt das zu einfach und zu gut, um wahr zu sein. Doch diese Kehrtwende des Stoffwechsels ist nichts, woran Sie glauben müssen, denn Ihre Blutwerte werden eine eindeutige Sprache sprechen. In dem Buch »Menschenstopfleber«[2] sind die Hintergründe zwar bereits dargelegt, aber wie Sie vielleicht wissen, richtet es sich primär an Leser mit ernährungsmedizinischen Kenntnissen und ist wegen seiner wissenschaftlichen Detailliertheit nicht gerade ein Schmöker für den gemütlichen Feierabend. Deshalb soll hier das Thema noch einmal auf ein breiteres Fundament gestellt werden.

---

2 Worm, Nicolai: »Menschenstopfleber. Das große Risiko für Diabetes und Herzinfarkt«, systemed Verlag, Lünen 2013.

Der erste Teil bietet Ihnen die wesentlichsten Informationen zu den Substanzen, die Ihren Körper mit Energie versorgen, also Kohlenhydrate, Fett und Proteine sowie Alkohol. Mit diesem Wissen wird es Ihnen leichter fallen, das Phänomen Fettleber zu verstehen. Die Ausführungen zu diesen Themen sind spannender, als Sie es sich vermutlich vorstellen können, denn leider wird über die Grundlagen der Ernährungsmedizin immer noch unfassbar viel Unsinn verbreitet – auch von Fachleuten, die es eigentlich besser wissen sollten. Im zweiten Teil geht es dann um Ursachen und Folgen der Leberverfettung, und im dritten Teil erfahren Sie schließlich, was Sie dagegen – auch vorbeugend – unternehmen können.

Als kleinen Service gibt es am Anfang jeden Kapitels einen Überblick, den Sie zuerst lesen können, wenn Sie ungeduldig sind und am liebsten sofort zu den Lösungen gelangen möchten. Unter den verschiedenen Wegen, Ihre Leber und damit Ihre Gesundheit zu schützen, ist bestimmt auch einer dabei, der für Sie am besten passt. Am schnellsten und effektivsten ist sicherlich das sogenannte Leberfasten mit einem speziell darauf abgestimmten Shake als Mahlzeitenersatz, mit allen lebenswichtigen Nährstoffen und weiteren Substanzen, welche die Entfettung der Leber fördern. Wenn Sie es langsamer angehen wollen, können Sie das Ziel aber auch erreichen, wenn Sie Ihre Ernährung kohlenhydratbewusst gestalten oder ein gezieltes Sportprogramm durchziehen. Im Laufe des Buches werden Sie zudem Menschen kennenlernen, die mit individuellen Kombinationen dieser Möglichkeiten ihren ganz persönlichen Weg gefunden haben.

Und genau das können Sie auch, egal wo Sie jetzt gerade stehen. Es spielt keine Rolle, wie alt Sie sind, ob übergewichtig oder nicht, ob Sie abnehmen wollen oder schon lange die Hoffnung auf weniger Bauchspeck aufgegeben haben, ob Sie »nur« bedenkliche Blutwerte haben oder Fettleber und Diabetes bereits diagnostiziert sind. Sie haben es selbst in der Hand, Ihren Stoffwechsel und damit Ihre Gesundheit wieder auf Kurs zu bringen und zu einem neuen Wohlbefinden und mehr Energie zu finden.

Wenn Sie Ihr Leben lieben, dann warten Sie nicht länger.

TEIL I

Die Nährstoffe für Ihren Körper und Ihre Leber

Die sogenannten Makronährstoffe, also Kohlenhydrate, Fett und Eiweiß, versorgen Ihren Körper mit Energie. Das gilt auch für den Alkohol, obwohl man ihn sicher nicht als »Nährstoff« bezeichnen sollte. In diesem Buchteil lernen Sie die Quellen Ihrer Kalorien so gut kennen, dass Sie anschließend nicht länger von den dazu herumschwirrenden Behauptungen verwirrt sein werden: Sind nun Fette oder Kohlenhydrate die Dickmacher, bringen manche Fettsäuren das Herz in Gefahr, ist viel Eiweiß vorteilhaft für den Körper oder gerade nicht? Hier bekommen Sie Antworten dazu. Darüber hinaus erfahren Sie, welche anderen Nährstoffe besonders wichtig sind, um Ihre Leber gesund zu erhalten.

KAPITEL 1 – ENERGIE FÜR IHREN KÖRPER

Kalorien sind Energieeinheiten, ebenso wie die vom Stromzähler gemessenen Kilowattstunden. Wie die Elektrizität kann auch die von den Nährstoffen gelieferte Energie für ganz verschiedene Zwecke genutzt werden: Für den Wärmehaushalt des Körpers, für chemische Reaktionen oder für Bewegungen. Der entscheidende Unterschied: Beim Strom wäre ein geringerer Energieverbrauch wünschenswert, beim Menschen ist genau das die Ursache vieler Probleme.

Wo kommen die Kalorien her?

Für alle Reaktionen Ihres Körpers wird Energie gebraucht: für Muskelbewegungen vom Hochziehen der Mundwinkel bis zu Kniebeugen sowieso, aber auch für jede Sinneswahrnehmung und sämtliche chemische Reaktionen in den Zellen. Die Lieferanten dieser Energie sind die sogenannten Makronährstoffe, also Kohlenhydrate und Proteine mit jeweils vier Kalorien pro Gramm (siehe Kasten) sowie Fette mit neun Kalorien pro Gramm. Auch Alkohol hat Kalorien, und zwar gar nicht so wenig: etwa sieben pro Gramm.

Die verschiedenen Energielieferanten unterscheiden sich auch dadurch, wie gut sie sich ausnutzen lassen. Fettkalorien werden fast vollständig umgesetzt, nur maximal drei Prozent gehen bei der Verwertung verloren. Bei Kohlenhydraten beträgt dieser Verlust bis zu sechs Prozent, bei Proteinen sogar bis zu 20 Prozent. Wegen der hohen Energiedichte gilt Fett bei vielen immer noch als die schlimmste Gefahr für Figur und Gesundheit – und wer etwas von »Leberverfettung« hört, sieht sich da meist nur noch bestätigt. Doch damit liegen sie alle daneben.

Der Energieverbrauch

Anders als man intuitiv glauben würde, geht der größte Teil des Energieverbrauchs – nämlich 50 bis 70 Prozent – nicht für Muskelaktivität drauf, sondern für den Grundumsatz. Das sind die Kalorien, die Ihr Körper für das bloße Funktionieren braucht, selbst wenn Sie den ganzen Tag im Bett liegen würden. Die Größenordnung hängt vor allem vom Gewicht ab. Als grobe Faustformel können Sie davon ausgehen, dass Männer täglich etwa 25 Kalorien pro Kilogramm Körpergewicht als Grundumsatz verbrauchen;

Was sind eigentlich Kalorien?

Physikalisch gesehen ist eine Kalorie die Energiemenge, die nötig ist, um ein Gramm Wasser bei einem Luftdruck von 1.060 Millibar von 14,5 auf 15,5 Grad Celsius zu erwärmen. Wichtiger als diese Information ist die Tatsache, dass die Wissenschaft die Kalorie als Einheit eigentlich längst abgeschafft und durch Joule (sprich: dschuhl) ersetzt hat. 1 Kalorie entspricht dabei 4,1868 Joule. Um es noch komplizierter zu machen, werden Nährwerte in Kilojoule (kJ) oder Kilokalorien (kcal) angegeben. Aber die Leute bleiben hartnäckig dabei, weiter einfach nur »Kalorien« zu sagen, deshalb macht es dieses Buch ebenso und nutzt den Begriff und die Abkürzung »kcal« synonym.

Frauen insgesamt etwa zehn Prozent weniger. Zu diesem Basisbedarf an Kalorien kommt dann noch der Verbrauch durch die Bewegung.

Die meisten Menschen lassen sich von Auto, Bus oder Bahn zu ihrem Job kutschieren, in dem sie dann auch überwiegend sitzen, und leben auch in ihrer Freizeit eher bequem. Dann liegt der Gesamtenergieverbrauch nur etwa 20 Prozent über dem Grundumsatz. Sie können sich sehr schnell ausrechnen, dass da unterm Strich nicht sehr viel rauskommt und verstehen mit einem Blick auf eine Kalorientabelle, warum die Menschen in dieser modernen Welt so leicht in die Breite gehen. Denn während der tägliche Kalorienbedarf einer gemütlich lebenden Frau von durchschnittlicher Größe und Gewicht – sagen wir 1,70 Meter und 65 Kilogramm – gerade mal rund 1.755 Kalorien beträgt, ist schon die Hälfte davon gedeckt, wenn sie sich mal eben an der Imbissbude eine schnelle Currywurst mit Pommes »reinzieht«.

Diäten machen schlapp – oder auch nicht

Auch ohne solche eher fragwürdigen Genüsse ist es schwer, nicht dick zu werden, wenn man seine bequeme Lebensweise nicht aufgeben will. Abnehmen ist sogar noch schwerer, denn wer Gewicht verlieren will, muss ja noch *unter* dem ohnehin geringen Bedarf bleiben. Hinzu kommt, dass der Körper seinen Energieverbrauch noch weiter einschränkt, wenn er die Versorgungslage als chronisch knapp wahrnimmt. Das ist das schon in der Urzeit angelegte und einst überlebenswichtige »Sparprogramm«. Es senkt zum Beispiel die Freisetzung von Schilddrüsenhormonen, die den Stoffwechsel aktivieren, wodurch sich unter anderem die Wärmebildung (Thermogenese) verringert. So fröstelt man zwar schneller, aber es werden eben auch weniger Kalorien »verschwendet«. Zudem wird das Aktivitätsniveau gebremst, sodass man im Alltag träger wird als je zuvor und zu Sport noch weniger Lust hat.

Doch es kann auch anders laufen, geradezu paradox. So wissen naturheilkundlich arbeitende Mediziner schon lange, dass viele Menschen beim Fasten keineswegs in Lethargie versinken, wie man bei diesem extremen Kalorienentzug ja eigentlich erwarten müsste. Im Gegenteil: sie erleben ihre Patienten häufig als besonders schwungvoll und gut gelaunt. Das gleiche gilt für all jene, die beim Abnehmen nicht einfach nur Kalorien einsparen, sondern für mehr Bewegung sorgen und ihre Muskeln immer wieder bis zur Ermüdung arbeiten lassen. Inzwischen weiß man: Beide Phänomene haben – nicht nur, aber auch – damit zu tun, dass dabei die Leber entlastet und von überflüssigen Verfettungen befreit wird. Über die genauen Zusammenhänge werden Sie in diesem Buch später noch mehr erfahren.

Gesunde Ernährung – was ist das?

Zum Thema »Gesunde Ernährung« gibt es so viele Meinungen, dass es für Laien schwer ist, den Durchblick zu behalten. Zudem setzt sich immer mehr die Erkenntnis durch, dass es gar keine Empfehlungen geben kann, die für alle richtig sind. Selbst wenn man Allergien und andere individuelle Unverträglichkeiten außen vor lässt, hat sich in den vergangenen Jahren überdeutlich herauskristallisiert: Man darf bewegungsfreudigen und bequemen Menschen, Schlanken und Übergewichtigen, Gesunden und Diabetikern nicht die gleichen Ernährungsratschläge geben. Eigentlich ist es verwunderlich, wie man überhaupt auf die Idee kommen konnte, dass sie alle über einen Kamm zu scheren sind.

Doch auch differenziertere Ratschläge sind häufig immer noch von Mythen und Märchen geprägt, die offenbar nur schwer auszurotten sind – allen voran die Behauptung, dass Fett besonders leicht fett macht. Aber da gibt es noch mehr: Bestimmte Fettsäuren sollen das Herzinfarktrisiko erhöhen, heißt es, auf Kohlenhydrate zu verzichten soll denklahm und übellaunig machen, und zu viel Protein sei gefährlich für die Nieren und könne sogar zu einem »Eiweißschock« führen. All diese Behauptungen werden wir uns genauer ansehen. Welche Ernährung für Sie persönlich die richtige ist, wird sich im Verlauf des Buches immer deutlicher herausschälen – und Sie können sich jetzt schon auf Teil 3 freuen, indem es endlich auch darum gehen wird, wie gesunde Ernährung und sinnlicher Genuss beim Essen zusammenfinden.

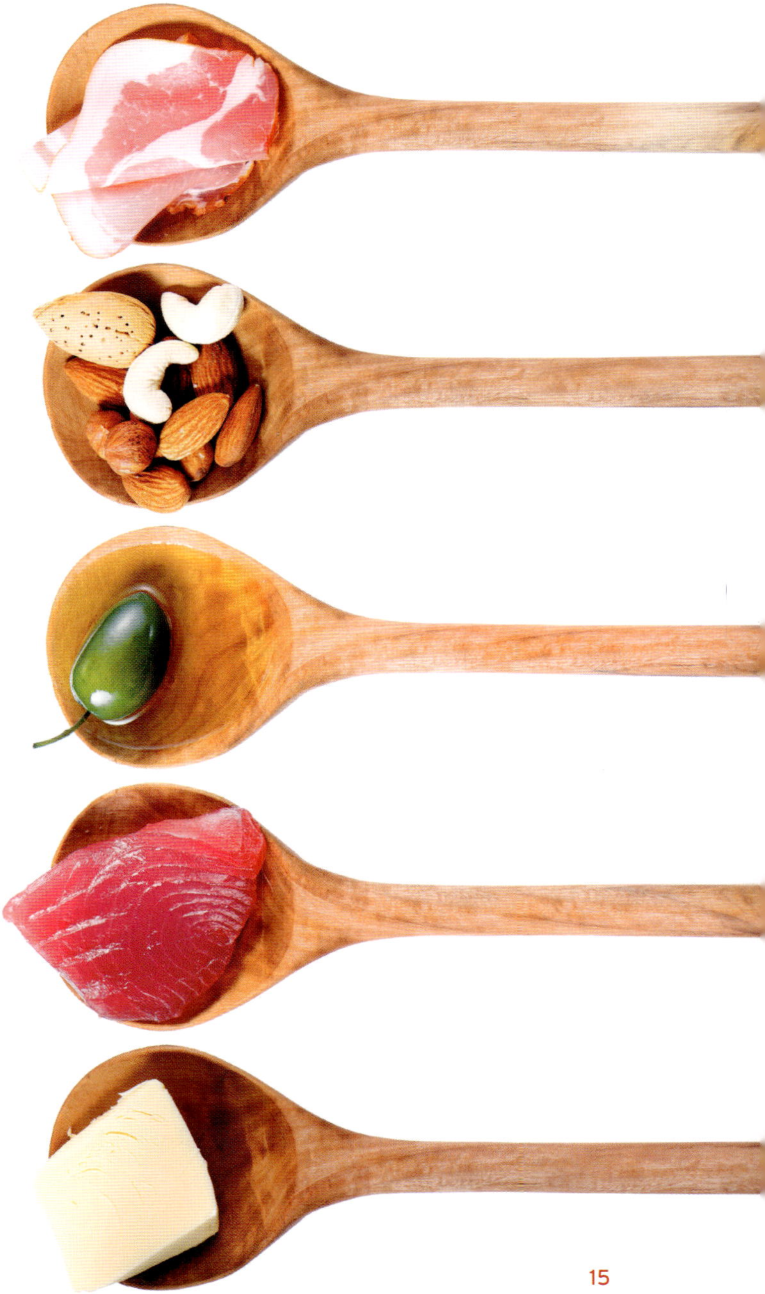

KAPITEL 2 – KOHLENHYDRATE: RAKETENTREIBSTOFF FÜR SOFAHOCKER

Noch immer wird die Botschaft verbreitet, dass Kohlenhydrate einen Großteil unser aller täglichen Ernährung ausmachen sollten. Sogar Diabetikern wird dieser Ratschlag erteilt, obwohl ihre Erkrankung ja gerade darin besteht, diesen Nährstoff nicht gut verwerten zu können. In Wirklichkeit gehören Kohlenhydrate nicht einmal zu den essenziellen Nährstoffen – man könnte sie also komplett weglassen und würde keinen gesundheitlichen Schaden nehmen. Die geringe Menge an Blutzucker, die für den Körper wirklich unverzichtbar ist, kann er nämlich selbst aus Proteinen herstellen.

Alle für den Körper als Energie verwertbaren Kohlenhydrate sind entweder Stärke- oder Zuckerverbindungen und werden bei der Verdauung in die Einzelbausteine zerlegt und gegebenenfalls in der Leber noch zu Glukose umgebaut, um dann von dort über die Blutbahn den Geweben als Traubenzucker bzw. Glukose zur Verfügung zu stehen. Die Glukose dient allen Zellen vor allem als schnell verfügbare Energiequelle, doch damit sie dort überhaupt hinein gelangen kann, wird Insulin als Türöffner benötigt. Aber wenn ständig mehr von dem »Supersprit« verfügbar ist, als Muskeln und Nervenzellen verbrauchen, wandeln sie die Glukose in Fett um. Je mehr sich davon in den Zellen anreichert, desto unempfindlicher werden sie für das Schlüsselsignal. Dieser Zustand, Insulinresistenz genannt, ist entscheidend für die Entgleisung des Stoffwechsels, der zur Leberverfettung, Diabetes und Herz-Kreislauf-Erkrankungen führt.

Wichtiger als die energieliefernden Kohlenhydrate sind ihre nichtverdaulichen Verwandten, auch als »Ballaststoffe« bezeichnet. Sie sättigen ohne Kalorien, regen die Darmtätigkeit an, unterstützen die Darmgesundheit unter anderem durch die Förderung der nützlichen Darmbakterien und scheinen dadurch eine besondere Bedeutung für die Lebergesundheit zu haben.

Brot fürs Volk

Offenbar ist es ungeheuer schwierig, sich von einer lang gehegten Liebe zu trennen. Anders ist es nicht zu erklären, dass offizielle Richtlinien (zum Beispiel der Deutschen Gesellschaft für Ernährung) auch angesichts unseres hochtechnisierten, bewegungsarmen Alltags vorgeben, man solle »reichlich« Kohlenhydrate essen. Sogar Diabetiker, also an einer gestörten

Kohlenhydratverwertung leidende Menschen, bekommen diesen Rat zu hören – zur Freude der Pharmaindustrie. Kartoffeln und Getreideprodukte wie Brot, Müsli, Nudeln und Reis sollen danach mindestens die Hälfte der täglich aufgenommenen Kalorien ausmachen. Immerhin sind diese Nahrungsmittel in manchen Pyramiden inzwischen um eine Stufe degradiert worden (von der breiten Basis in die nächst schmalere Reihe), aber eine echte Distanzierung von alten Treueschwüren sieht anders aus.

Es geht nicht darum, kohlenhydratreiche Lebensmittel zu verteufeln – schließlich gibt es unzählige Gründe, sie zu lieben: die noch warme Scheibe Bauernbrot mit knuspriger Kruste und selbstgemachtem Apfelschmalz zum Beispiel oder die Tagliatelle mit erstklassiger Pesto genovese und einem granatrot funkelnden Wein dazu. Niemand hat etwas davon, wenn es nach Jahrzehnten der Anti-Fett-Kampagnen jetzt zu Kohlenhydratphobien kommt. Dennoch muss endlich das Bewusstsein dafür wachsen, dass diese Empfehlungen eigentlich nur für gesunde, aktive Menschen gelten und alle anderen in Lebensgefahr bringen können. Warum Kohlenhydrate mit Vorsicht zu genießen sind, wird spätestens Teil II dieses Buches überdeutlich machen. Lernen Sie zunächst ihre verschiedenen Vertreter näher kennen und machen Sie sich damit vertraut, wie diese im Stoffwechsel verwertet werden. Damit werden schon viele Ihrer Fragen beantwortet sein.

Von Kürbis und Kartoffelstäbchen

Alle für den Körper als Energie nutzbaren Kohlenhydrate bestehen aus einem der drei Einfachzucker (Monosaccharide) namens Glukose (Traubenzucker), Fruktose (Fruchtzucker) und Galaktose oder aus Kombinationen daraus. Der Zucker, den Sie in den Teig Ihres Geburtstagskuchens streuen, ist beispielsweise ein Disaccharid (Zweifachzucker) – das heißt, es haben sich immer jeweils ein Molekül[3] Glukose und Fruktose miteinander verbunden. Auch Laktose (Milchzucker) ist ein Zweifachzucker, aber aus Glukose und Galaktose. Die Stärke aus Mehlen und aus Kartoffeln besteht dagegen nur aus Glukosemolekülen, die zu langen, mitunter auch verzweigten Ketten zusammengefügt sind und deshalb als Vielfachzucker (Polysaccharide) bezeichnet werden. Da der

---

3 Moleküle nennt man eine zusammenhängende Gruppe aus mehreren Atomen.

Körper nur Glukose verwerten kann, müssen andere Einfachzucker noch in der Leber umgebaut werden. Erst dann werden sie in den allgemeinen Kreislauf abgegeben und stehen den Geweben als »Blutzucker« zur Verfügung.

Je schneller Kohlenhydrate auf diese Weise verarbeitet werden können, desto schneller und höher steigt auch die Konzentration der Glukose im Blut, der sogenannte Blutzuckerspiegel. Dieser Zusammenhang wird mit dem glykämischen Index (GI) ausgedrückt, der die wenig hilfreiche Einteilung in »komplexe« langkettige und »einfache« kurzkettige Kohlenhydrate abgelöst hat. Doch um die Wirkung auf den Blutzuckerspiegel bewerten zu können, reicht auch der GI nicht aus, weil er nur die Qualität der Kohlenhydrate betrachtet, nicht aber die Quantität. Das heißt: Um eine Vergleichbarkeit herzustellen, bezieht er sich immer auf 50 Gramm verwertbare Kohlenhydrate des jeweiligen Lebensmittels, berücksichtigt aber nicht, wie viel man davon essen müsste, bis diese 50 Gramm im Magen gelandet sind. Was das bedeutet, lässt sich am besten an einem Beispiel aufzeigen.

Kürbis hat mit 75 einen recht hohen GI, aber 100 Gramm von dem Gemüse liefern gerade mal 5 Gramm verwertbare Kohlenhydrate. Man müsste also 1 Kilo Kürbis futtern, um die für die Vergleichbarkeit geforderten 50 Gramm Kohlenhydrate zu erreichen. Ganz anders sieht es bei Pommes frites aus, obwohl die ebenfalls einen GI von 75 aufweisen. Weil sie jedoch viel mehr verwertbare Kohlenhydrate enthalten (32 Gramm pro 100 Gramm) wird die 50-Gramm-Grenze schon mit der viel kleineren Portion von 156 Gramm erreicht.

Für den Alltag und für die Einschätzung gemischter Mahlzeiten benötigte man also einen Wert, der diese Gegebenheiten mit einbezieht, und hat die glykämische Last (GL) entwickelt. Dann zeigt sich nämlich der Unterschied zwischen Kürbis und Kartoffelstäbchen: Das Gemüse hat einen GL von gerade mal 7,5; während die Pommes auf satte 48 kommen (Details zur Berechnung im Kasten). Da fehlt dann nicht mehr viel bis zu der täglichen GL-Grenze von 110 bis 120, die Übergewichtige und körperlich wenig aktive Menschen nicht überschreiten sollten, um der Entwicklung von Übergewicht und Diabetes vorzubeugen.

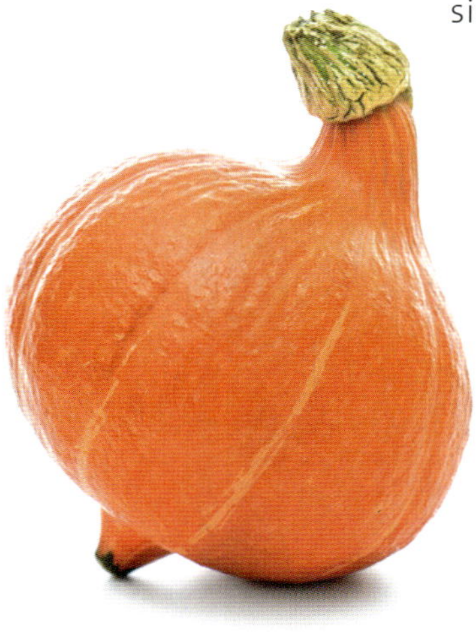

Streng genommen hängt die tatsächliche Wirkung auf den Blutzuckerspiegel neben Qualität und Quantität der Kohlenhydrate auch von der Verarbeitung eines Lebensmittels ab und davon, welche Nähr- und Ballaststoffe eine gemischte Mahlzeit sonst noch liefert. Inzwischen weiß man aber, dass der GL-Wert die Blutzuckerwirkung bei gesunden Menschen so genau vorhersagt, dass man diese Einflüsse vernachlässigen kann. Deshalb ist der oft gehörte Rat, Vollkornprodukte zu bevorzugen, eher irreführend als hilfreich. Ja, es stimmt, dass ein Brot aus grobem Schrot nicht so schnell ins Blut geht und eine weniger hohe Blutzuckerkonzentration erzielt als ein Vollkornbrot aus fein gemahlenem Mehl oder gar ein Weißbrot – aber am Ende kommt es eben vor allem auf die Menge der Kohlenhydrate an, die man sich mit jeder Scheibe einverleibt.

GI und GL – glykämischer Index, glykämische Last

Der glykämische Index (abgekürzt GI oder veraltet Glyx) gibt an, wie schnell und stark ein kohlenhydrathaltiges Lebensmittel den Blutzuckerspiegel anhebt verglichen mit reiner Glukose (Traubenzucker), die den Wert 100 zugeordnet bekommen hat. Kohlenhydrate mit einem GI von über 70 fluten schnell ins Blut, während solche mit einem GI unter 55 eher langsam hinein tröpfeln. Achten Sie bei GI-Tabellen aber darauf, ob als Referenz tatsächlich Glukose verwendet wurde oder Weißbrot. Um die Zahlen vergleichen zu können, müssen die Weißbrotwerte angepasst werden; sie sind jeweils um etwa 30 Prozent niedriger als der entsprechende Glukosewert.

Um nicht nur die Qualität, sondern auch die Quantität der Kohlenhydrate zu berücksichtigen, wurde das GI-Konzept um die glykämische Last (GL) erweitert. Man berechnet sie, indem man den GI durch 100 teilt und das Ergebnis mit der Menge der verzehrten Kohlenhydrate multipliziert. Um den GL von 200 Gramm Kürbis zu bestimmen, müssten Sie also folgende Rechnung aufmachen: 200 Gramm Kürbis enthalten 2 x 5 Gramm verwertbare Kohlenhydrate mit einem GI von 75. Daraus ergibt sich:

$$75 : 100 = 0{,}75 \text{ und } 0{,}75 \times 2 \times 5 = 7{,}5$$

Die GL dieser Kürbisportion beträgt also gerade mal 7,5 – bei einer 200-Gramm-Schale Pommes wären es dagegen 48!

Wie viele Kohlenhydrate braucht man wirklich?

Wenn begründet werden soll, wofür der Körper so dringend Kohlenhydrate brauchen könnte, wird immer als erstes das Gehirn genannt. Ohne genug »Nervennahrung« würden sich Konzentrationsschwächen, Antriebslosigkeit und schlechte Laune einstellen, heißt es. Da ist sogar was dran – allerdings nur bei Menschen, die sich an einen kontinuierlichen Nachschub leicht verdaulicher Kohlenhydrate gewöhnt haben. Wirklich auf den Blutzucker Glukose angewiesen sind dagegen nur die roten Blutkörperchen und die Zellen des Nierenmarks, sie können ihren Energiebedarf aus keiner anderen Quelle decken. Das Gehirn ist bei üppiger Versorgung mit Kohlenhydraten zwar tatsächlich ein Großabnehmer des Blutzuckers, unverzichtbar ist es aber nicht. Insgesamt wird also gar nicht viel Glukose gebraucht, aber dieses bisschen ist lebensnotwendig – und genau deshalb überlässt der Körper die Versorgung nicht dem Zufall, sondern baut sich aus Proteinen oder Milchsäure (Laktat) selbst die Glukose, die er unbedingt braucht. Dieser Prozess nennt sich Glukoneogenese.

Der Rest des Energiebedarfs kann durch Fett gedeckt werden. Um auch das Gehirn damit zu versorgen, müssen die Fettmoleküle allerdings erst zu Ketosäuren umgebaut werden. Immer dann, wenn die Nahrung nur sehr wenig Kohlenhydrate liefert (unter 50 Gramm täglich), schaltet der Körper die Bildung dieser auch Ketone oder Ketokörper genannten Moleküle ein, die schneller verwertbar sind als Fett selbst. Man sagt: »Der Körper geht in die Ketose.« Es handelt sich dabei um einen völlig normalen Stoffwechselweg, der sich in der Evolution herausgebildet hat, weil leicht verdauliche Kohlenhydrate in der Natur selten sind und erst mit dem Ackerbau in großem Stil die menschliche Ernährung erobert haben. Unsere Vorfahren haben vermutlich die meiste Zeit ihres Lebens in der Ketose verbracht! Falls Sie jemals wegen einer Erkrankung appetitlos waren und mehrere Tage kaum etwas gegessen haben, waren Sie auch selbst schon in der Ketose – sie hat Ihnen damals das Überleben gesichert. Das alles macht deutlich, dass dieser Zustand nicht mit der gefährlichen Ketoazidose verwechselt werden darf. Dabei handelt es sich um eine lebensbedrohliche Stoffwechselentgleisung, die bei Typ-1-Diabetikern durch absoluten Insulinmangel hervorgerufen wird.

Die »ketogene Kost«, also der weitgehende Ersatz von Kohlenhydraten durch Fett bei etwa gleichbleibender Proteinversorgung, wird in jüngster Zeit intensiv erforscht. Sie hat sich bei der Behandlung von epileptischen Kindern bewährt, zeigt vielversprechende Wirkungen bei anderen neurologischen Erkrankungen und kann die Therapie von Krebspatienten unterstützen. Weil viele Tumore auf Glukose angewiesen sind, kann es mitunter deren Wachstum bremsen, wenn man ihnen diese Energiequelle so weit wie möglich entzieht. Zugleich hilft die fett- und proteinbetonte Ernährung den Patienten, ihr Gewicht zu halten und körperlich bei Kräften zu bleiben, weil der Tumor diesen Nährstoff nicht für sich abzweigen kann. Er kommt also nur den gesunden Zellen zugute.[4] Warum die ketogene Ernährung auch für Menschen interessant ist, die Gewicht *verlieren* wollen, erfahren Sie im folgenden Abschnitt.

Zucker im Tank

Nach einer kohlenhydratreichen Mahlzeit gelangt viel Glukose in den Kreislauf und muss schnell in die Zellen geschleust werden. Für diesen Transport wird das in der Bauchspeicheldrüse produzierte Hormon Insulin als Türöffner benötigt. In den Zellen angekommen, wird die Glukose gleich zur Energiegewinnung verbraucht oder kann in Leber- und Muskelzellen in die Speicherform Glykogen umgewandelt und eingelagert werden. Diese Speicher fassen aber insgesamt nur rund 300 bis 400 Gramm Glykogen, denn eigentlich soll dieser Vorrat vor allem ein Joker für Notfälle sein. Immer wenn der Körper sofort viel Energie braucht – den Zug noch erreichen, das kippende Bücherregal hochstemmen, schneller beim Safarijeep sein als der Löwe an den eigenen Haxen – ist er auf Zucker als »Sprit« angewiesen. Glukose ist quasi der Raketentreibstoff unter den Energiequellen. Dagegen lassen sich alle Belastungen, bei denen das Herz weniger als 70 Prozent seiner maximalen Pulsfrequenz erreicht, fast komplett mit dem Treibstoff Fett bewältigen.

Doch solange Zucker im Blut ist, muss der Körper erst einmal damit fertig werden, weil dieser schädigend auf die Gefäße wirkt. Nun sind die meisten Menschen überwiegend mit dem Auto unterwegs statt mit dem Zug, begegnen eher selten freilaufenden Großkatzen und müssen auch im Beruf nicht körperlich schuften. Wer seinen Puls nicht regelmäßig durch Sport hochtreibt, hat also wenig Bedarf für den Supersprit. Wenn Sie dann trotzdem kohlenhydratreich essen, sind Ihre Speicher daher so gut gefüllt, dass – bildlich gesprochen – die Tür kaum noch aufgeht. Nur

4 Siehe auch Kämmerer, Ulrike, Schlatterer, Christina, Knoll, Gerd: »Krebszellen lieben Zucker, Patienten brauchen Fett«, systemed Verlag, Lünen 2012.

mit einer Extraportion Insulin kann der Zucker doch noch in die Zellen gezwungen werden. Um den Überschuss schnell loszuwerden, werden dann auch Reaktionen mit Glykogen befeuert, die eigentlich gut durch Fett versorgt werden könnten.

Diese Unempfindlichkeit der Zellen gegenüber dem Türöffner-Signal bezeichnet man auch als Insulinresistenz (Sie werden diese in Teil II noch genauer kennenlernen). Viele Menschen ahnen nicht mal, dass sie geradewegs darauf zusteuern oder sogar bereits mittendrin sind. In diesem Zustand wird das Blut nach jeder kohlenhydratreichen Mahlzeit viel zu lange mit Glukose, Insulin und auch Fett belastet, was gefährliche Ablagerungen an den Arterienwänden fördern kann und dadurch das Risiko für Bluthochdruck, Herzinfarkte, Schlaganfälle und andere Herz-Kreislauf-Erkrankungen deutlich erhöht. Zudem besteht die Gefahr, dass die Bauchspeicheldrüse irgendwann nicht mehr in der Lage ist, die geforderten Riesenmengen an Insulin zu produzieren. Erst in dem Augenblick gilt man offiziell als Diabetiker, aber eigentlich hat das Zuckerdrama schon viel früher begonnen.

Kohlenhydrate machen schneller fett

Solange Sie die gefutterten Kalorien verbrauchen, werden Sie auch bei einer kohlenhydratreichen Ernährung nicht dick werden (Ihre Gesundheit kann je nach genetischer Veranlagung allerdings trotzdem leiden). Wenn Ihre Energiebilanz jedoch nicht ausgeglichen ist, werden Sie unter den geschilderten Bedingungen schneller Speckschichten aufbauen.

Der Mensch lebt ja nicht vom Brot allein, wie es so schön heißt – was also passiert mit dem Fett aus dem Käse obendrauf? Solange der Insulinspiegel hoch ist, kann es praktisch nicht zur Energieversorgung herangezogen werden. Das Hormon sorgt dafür, dass Fett in die Zellen des Fettgewebes gelangt und auch drin bleibt, statt den Muskeln als Treibstoff zur Verfügung zu stehen. Es wird also als Hüftgold abgelagert. Dort landet obendrein die zu Fett umgebaute Glukose, die nicht verbraucht werden konnte, weil das Lauftraining mal wieder zugunsten der Sportschau ausgefallen ist. Das wird Sie vermutlich bei Ihrem nächsten Auftritt in Badehose und Bikini ärgern, aber es ist trotzdem eigentlich eine ganz normale und gesunde Reaktion des Körpers. Richtig gefährlich wird es erst dann, wenn das Fett in der Leber und anderen Organen abgelagert wird. Aber auch das wird in Teil II noch ausführlicher dargelegt.

Hinzu kommt: Das Zusammenspiel von Glukose und Insulin kann Sie in einen fatalen Kreislauf hineinziehen, der den Hunger anfacht und zum übermäßigen Essen verleitet. Und das geht so: Die üppige Ausschüttung von Insulin nach einer Mahlzeit mit vielen leicht verdaulichen Kohlenhydraten (also Stärke und Zucker) lässt den Blutzuckerspiegel mitunter leicht unter den Normalwert fallen. Das Gehirn fürchtet einen gefährlichen Engpass und meldet: »Hunger!« Wie Sie selbst vermutlich auch schon mal erleben durften, sehnt man in solchen Fällen nicht nach geraspelten Möhren oder Cocktailtomaten, sondern meist nach schnell verfügbaren Kohlenhydraten, die den drohenden Mangel ausgleichen können. In der modernen Welt sind solche Snacks – ob Pommes, Kekse oder Schokoriegel – praktisch jederzeit greifbar, und wer dem Appetit darauf nachgibt, konfrontiert den Körper mit dem nächsten Glukoseschwall. Die neue Blutzuckerspitze erfordert die nächste Insulinausschüttung, der wieder ein Blutzuckertief folgen kann. So kann man ständig essen und große Mengen an Kalorien verputzen, ohne sich jemals wirklich satt zu fühlen. Studien zeigen immer wieder, dass Menschen nach Testmahlzeiten mit hoher glykämischer Last in den folgenden Stunden mehr Kalorien verzehren als nach einer weitgehend identischen Variante mit niedriger GL.

Besonders deutlich zeigt sich dieser Effekt bei süßen Getränken, weil flüssige Zuckerkalorien den Blutzuckerspiegel rasant in die Höhe treiben und dadurch auch eine entsprechend starke Insulinsekretion nach sich ziehen. Und das kalorienreiche Getränk läuft schnell durch den Magen und erzeugt bei vielen Menschen praktisch kein Sättigungsgefühl. Schon täglich ein Glas Limonade, Cola, Eistee oder dergleichen erhöht langfristig das Risiko von Fettleibigkeit um 31 Prozent, und ähnliche Zahlen ergeben sich auch für Erkrankungen wie das metabolische Syndrom (siehe Kasten Seite 24). Besonders kritisch sind Getränke, die viel Fruktose enthalten – egal, ob es hochwertige Fruchtsäfte sind oder mit Maissirup gesüßte Limonaden (»High Fructose Corn Syrup« zu nutzen ist bisher glücklicherweise hier noch nicht so verbreitet wie in den USA). »Fruchtzucker« klingt harmlos und wurde auch lange so betrachtet, weil er ohne Beteiligung von Insulin verstoffwechselt wird. Heute weiß man, dass er die Leberverfettung sogar stärker ankurbelt als Glukose In Säften und Smoothies ist der natürliche Fruchtzucker des Obstes so konzentriert, dass Sie ihn ähnlich bedachtsam genießen sollten wie alkoholische Getränke.

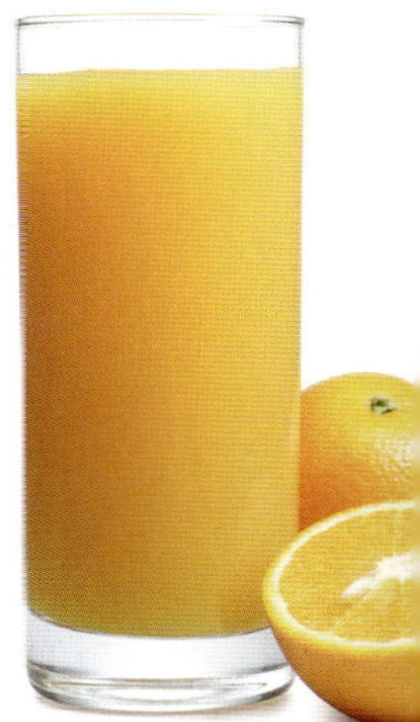

Metabolisches Syndrom

Unter dieser Bezeichnung (manchmal auch »Syndrom X«) verstehen Mediziner das gemeinsame Auftreten von vier Phänomenen, von denen jedes für sich allein schon das Risiko für Herzinfarkte, Schlaganfälle und Diabetes vergrößert: Fettansatz am Bauch, Bluthochdruck, schlechte Blutfettwerte und ein zu hoher Nüchternblutzuckerspiegel. Zusammen bilden sie sogar ein »tödliches Quartett«. Mit dem neuen Wissen um die Leberverfettung können nun die letzten Puzzleteile an ihren Platz gesetzt werden, sodass die fatalen Verbindungen zwischen den vier üblen Erscheinungen endlich deutlich erkennbar sind und ein zusammenhängendes Bild entsteht. In Teil II werden Sie es kennenlernen.

Ballaststoffe – Futter für die Darmflora

Es wurden schon einige Versuche unternommen, das Image der Ballaststoffe mit einem neuen Namen aufzupolieren (der Begriff klingt einfach zu sehr nach »überflüssig«), doch bisher hat sich kein anderer durchsetzen können. Es hat sich jedoch auch ohne eine Umbenennung herumgesprochen, wie wichtig Ballaststoffe sind: Die Pflanzenfasern und unverdaulichen Kohlenhydratketten füllen den Magen, sättigen dadurch gut, und zwar praktisch ohne Kalorien zu liefern, und fördern eine gesunde Darmtätigkeit.

Für die Leber haben sich in Untersuchungen zwei der löslichen Ballaststoffe als besonders wertvoll erwiesen, Inulin und beta-Glukan. Beide bestehen aus Zuckermolekülen, allerdings sind sie auf solche Weise aneinandergekettet, dass der menschliche Körper sie nicht aufspalten kann – die nützlichen unter den Darmbakterien dafür umso besser. Weil Inulin und beta-Glukan ihnen als willkommenes Futter dienen und sie sich dadurch stärker vermehren können, sorgen diese Ballaststoffe indirekt für eine positive Veränderung der Darmflora – das macht sie zu Prebiotika[5]. Einige dieser Bakterien bilden daraus kurzkettige Fettsäuren und schaffen so ein Milieu, das weniger willkommenen oder gar krankheitserregenden Bakterien nicht gut behagt.

---

5 Im Gegensatz dazu führt man dem Körper mit Probiotika die wünschenswerten Bakterien direkt zu; entweder mit einem Joghurt, mit Sauerkraut oder mit Kapseln.

Was das mit der Gesundheit des Stoffwechsels zu tun hat, ist noch ein ziemlich neues Forschungsgebiet – aber es gibt bereits viele Hinweise, dass sich die Darmbakterien stärker einmischen, als man das je für möglich gehalten hätte. So wird offenbar ein kleiner Teil der kurzkettigen Fettsäuren über die Darmschleimhaut auch ins Blut aufgenommen (ein paar Kalorien liefern die Ballaststoffe auf diesem Weg dann doch) und wirkt im Gehirn wie Botenstoffe. Studien zufolge fördern sie ein Gefühl der Sättigung und lang anhaltende Sattheit. Noch ist unklar, wie groß die Bedeutung dieses Effektes ist, aber zwei Dinge hat man schon herausgefunden. Erstens: Die Darmflora von Übergewichtigen ist anders zusammengesetzt als die von schlanken Menschen. Und zweitens: Schlanke Mäuse nehmen deutlich zu, wenn man ihnen die Darmbakterien ihrer pummeligen Kollegen verpasst. Man darf gespannt sein, was bei dieser Forschungsrichtung noch entdeckt wird.

Noch mal zurück zu Inulin und beta-Glukan, denn die können noch mehr. Allerdings muss man zunächst Wege finden, sie überhaupt auf den Teller zu bringen, denn natürlicherweise kommen sie nur in wenigen Lebensmitteln vor. Inulin steckt zum Beispiel in Schwarzwurzeln und Topinamburknollen – nicht gerade der Renner in deutschen Pfannen und Kochtöpfen. Bei beta-Glukan sieht es etwas besser aus, es findet sich vor allem im Hafer. Beide lassen sich aber als Pulver gewinnen und in verschiedene Gerichte einarbeiten, zum Beispiel in Nudelteig.

Kontrollierte Studien zeigten, dass Speisen mit Inulin oder beta-Glukan länger satt halten, weil sie die Magenentleerung verzögern. So treten die Kohlenhydrate einer Mahlzeit langsamer ins Blut über, wodurch der Insulinbedarf weniger steil ansteigt. Wird die Nahrung über Wochen mit einem der beiden Ballaststoffe ergänzt, entwickeln sich zudem die verschiedenen Blutfett- und Blutzuckerwerte positiv, und die Zellen werden empfindlicher für Insulin. Es ist zu vermuten, dass hinter diesen Effekten eine Entfettung der Leber steht.

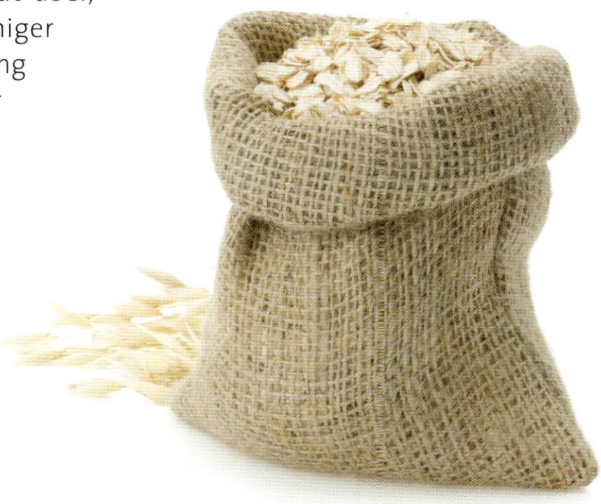

KAPITEL 3 –
FETT: ZU UNRECHT AM PRANGER

Wer überleben will, braucht Fett. Man könnte durchaus ganz ohne Kohlenhydrate auskommen, aber nicht ohne diesen heiß geliebten, aber dennoch geradezu geächteten Nährstoff. Denn er kann noch viel mehr, als überschüssige Energie in Form von »Rettungsringen« für schlechte Zeiten zu speichern: Fett isoliert den Körper gegen Kälte, ummantelt und schützt die inneren Organe, dient als Baustoff für Hormone und Zellwände, transportiert und speichert fettlösliche Vitamine. Darüber hinaus dient es als »Basistreibstoff« für alle Körperfunktionen – einschließlich der Bewegung.

Trotzdem wird immer noch die Botschaft vermittelt, eine gesunde und figurfreundliche Ernährung müsse mager sein. Tatsächlich kommt es weniger auf den Fettgehalt als vielmehr auf die Energiedichte der Mahlzeiten an. Richtig kombiniert darf man durchaus mit Ölen, Butter oder Sahne für Geschmack sorgen, ohne sich übermäßig viele Kalorien einzuverleiben. Auch die Behauptung, eine fettreiche Ernährung würde Arteriosklerose und damit das Risiko für einen Herzinfarkt oder Schlaganfall begünstigen, ist schon lange nicht mehr haltbar. Was immer dem Fett vorgeworfen wird, richtet es nur dann an, wenn ein bequemer Lebensstil und zu viele leicht verdauliche Kohlenhydrate die Grundlage dafür legen. Auch die Verfettung der Leber hat bei unserem Lebensstil mehr mit dem Brot als mit der Butter obendrauf zu tun.

Apropos Butter: Selbst wenn Fette insgesamt heute wohlwollender betrachtet werden als noch vor wenigen Jahren, so hat sich am Image von solchen aus »tierischen Quellen« bisher nichts verbessert. Nur Fett aus Seefisch kommt wegen seiner Omega-3-Fettsäuren gut weg. Tatsächlich ist eine ausreichende Zufuhr der »Dreier« heute besonders wichtig für die Gesundheit, weil sie Gene zur Fettverbrennung aktivieren, das Blut dünnflüssig halten und zudem entzündungshemmend wirken. Unter den pflanzlichen Omega-3-Quellen taugen allerdings nur Kapseln aus speziellen Mikroalgen als Alternative zu Fisch; Lein-, Raps- und Walnussöl dagegen nur mit erheblichen Einschränkungen und andere Speiseöle überhaupt nicht. Ein Pflanzenfett wird immer wieder als besonders positiv für die Herzgesundheit dargestellt: das Olivenöl. Ob es diesem guten Ruf wirklich gerecht wird, muss neuesten Studien zufolge jedoch mit Skepsis betrachtet werden.

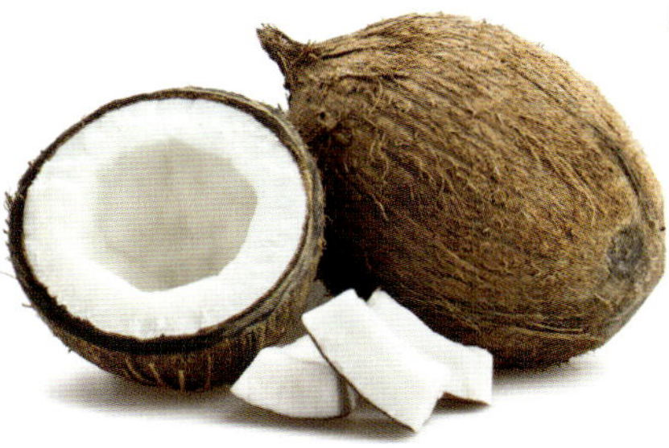

Was ist was beim Fett

Lange wurde Fett pauschal als potenzielle Gefahr für die Gesundheit verdammt, doch inzwischen sind die Bewertungen immerhin differenzierter geworden. Noch immer sind aber viele Behauptungen schief, weil wichtige Details nicht beachtet werden. Wenn Sie endlich verstehen wollen, was die verschiedenen Fettarten ausmacht, müssen Sie ein wenig tiefer in die chemischen Hintergründe eintauchen. Lassen Sie sich jedoch nicht von alten Phobien gegen naturwissenschaftliche Schulfächer bremsen und schon gar nicht von den abschreckend wirkenden Wortungetümen, die Ihnen unterwegs begegnen werden. Es ist alles nicht mal halb so kompliziert, wie es scheint. Also: nicht bange machen lassen! Los geht's.

Beim Fett besteht jedes Molekül aus einem verbindenden Teil namens Glycerin, an dem drei Ketten hängen, das sind die Fettsäuren. Wegen dieses Aufbaus werden Fette in der Medizinersprache auch als Triglyceride bezeichnet. Diese Fettsäureketten bestehen ausschließlich aus Kohlenstoff- und Wasserstoffatomen und unterscheiden sich voneinander durch ihre Länge und den Grad ihrer »Sättigung«. Das bedeutet Folgendes: Jedes Kohlenstoffatom geht normalerweise mit seinem Nachbarn jeweils eine einfache Bindung ein. Gibt es in der Kette jedoch eine Stelle, an der zwei Kohlenstoffatome durch eine Doppelbindung verbunden sind, spricht man von einer »einfach ungesättigten Fettsäure«, die nach dem englischen Begriff auch MUFA abgekürzt wird (von Monounsaturated Fatty Acid). Ein Beispiel ist die in Olivenöl reichlich enthaltene Ölsäure. Eine Kette ganz ohne solche Doppelbindungen heißt »gesättigt« (SFA, Saturated Fatty Acid), wie etwa die Laurinsäure aus Kokosöl, die Palmitinsäure aus Butter oder die Stearinsäure aus Kakaobohnen. Kommen dagegen mehrere Doppelbindungen vor, spricht man von einer »mehrfach ungesättigten Fettsäure« (PUFA, Polyunsaturated Fatty Acid). Dazu gehören sowohl die Omega-3- als auch die Omega-6-Fettsäuren, die für die menschliche Ernährung unentbehrlich sind (warum, lesen Sie ab Seite 33).

Im Körper aktiv sind die Arachidonsäure (Omega-6) sowie die Eikosa-penta-en-säure und die Docosa-hexa-en-säure (beide Omega-3). Die Bindestriche gehören da eigentlich nicht hin; sie sollen Ihnen nur verdeutlichen, wie diese chemischen Fachbegriffe korrekt ausgesprochen werden. Auf Zutatenlisten werden glücklicherweise meist die Abkürzungen verwendet, nämlich EPA und DHA – das soll hier im Folgenden auch so gehalten werden. Die Namen der pflanzlichen Omega-Quellen sind einander recht ähnlich, dürfen aber keinesfalls verwechselt werden: Linolsäure gehört zu den Omega-6-Fettsäuren, während die alpha-Linolensäure eine Omega-3-Fettsäure ist. Darüber hinaus wird die einfach ungesättigte Ölsäure des Olivenöls mitunter chemisch korrekt als Omega-9-Fettsäure bezeichnet. Als wäre die Sache nicht schon verwirrend genug ...

Die charakteristischen chemischen und physikalischen Eigenschaften der Öle und Fette kommen durch ihre spezielle Mischung verschiedenster Fettsäuren zustande. So sorgt zum Beispiel ein hoher Anteil an gesättigten Fettsäuren dafür, dass ein Fett auch bei Raumtemperatur fest ist, während ein hoher Gehalt der reaktionsfreudigen mehrfach unge-

Transfettsäuren

Eine Besonderheit stellen Transfettsäuren dar, deren Doppelbindungen eine ungewöhnliche räumliche Ausrichtung einnehmen. Bei den meisten ungesättigten Fettsäuren sorgt die sogenannte cis-Form der Doppelbindung für einen Knick in der Kohlenstoffkette, die das Molekül an dieser Stelle beweglicher und dadurch reaktionsfreudiger macht. Die gleiche Fettsäure in trans-Form hat diesen Knick jedoch nicht und ist dadurch eher starr. Genau das ist erwünscht, wenn Pflanzenfette industriell gehärtet werden, damit daraus hergestellte Produkte wie zum Beispiel Kekse, crunchige Müslis und Fertiggerichte nicht zerlaufen. Doch diese Starrheit ist wahrscheinlich auch für die negativen Wirkungen dieser künstlich produzierten Fettsäuren im Körper verantwortlich. Nach aktueller Studienlage erhöhen die Transfettsäuren aus gehärteten Pflanzenfetten das Infarktrisiko deutlich.

Das gilt jedoch offenbar nicht für die wenigen natürlich vorkommenden Transfettsäuren, die sich durch bakterielle Reaktionen im Verdauungstrakt von Wiederkäuern wie Rindern bilden und in geringen Mengen in deren Fleisch, vollfetter Milch und daraus hergestellten Produkten zu finden sind. Die Varianten der Öl- und der Linolsäure haben offenbar sehr positive Wirkungen; so scheint die trans-Ölsäure vor Insulinresistenz und Diabetes zu schützen. Die Varianten der Linolsäure (auch konjugierte Linolsäuren, CLA, genannt) regten im Tierversuch deutlich den Abbau von Fett und den Aufbau von Muskelgewebe an. Beim Menschen waren die Resultate ähnlicher Studien mit CLA als Nahrungsergänzungsmittel dagegen bislang enttäuschend.

sättigten Fettsäuren ein Öl schneller ranzig werden lässt.[6]

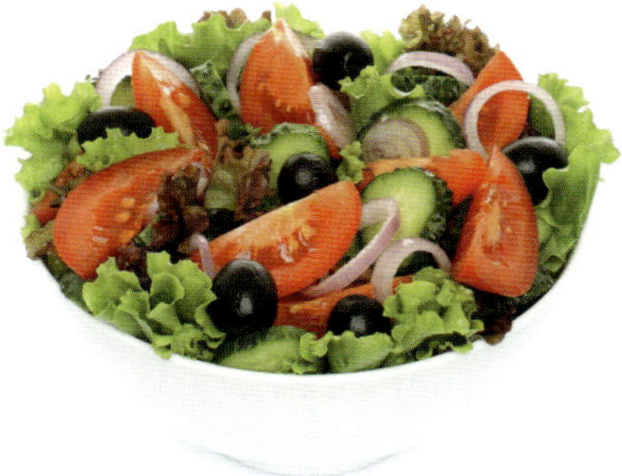

Fett kann schlank machen

Die Vorwürfe, die dem Fett gemacht werden, erscheinen einleuchtend – pro Gramm sind schließlich mehr als doppelt so viele Kalorien drin. Und so heißt es dann, eine fettreiche Ernährung (also mehr als 30 Prozent der Kalorien aus Fett) würde Übergewicht begünstigen. Doch diese Behauptung ist schlicht falsch; der Fettanteil per se spielt für die Entwicklung des Gewichtes überhaupt keine Rolle. Viele Untersuchungen konnten zeigen: Ob man sein Gewicht hält, ab- oder zunimmt, wird ausschließlich davon bestimmt, ob man innerhalb seines individuellen Kalorienbedarfs bleibt oder nicht. Fett spielt dabei eine besondere Rolle, weil es sättigt und vor allem auch die Lust auf Genuss befriedigt. Wer sich das bewusst gönnt, kommt häufig insgesamt auf weniger Kalorien als ein Fettsparer. Entscheidend ist die richtige Kombination.

Denn Menschen essen keine Kalorien, sondern Käsebrote mit Gürkchen obendrauf, Eintopf mit Wursteinlage oder Steak und Salat – also immer eine bunte Mischung aller Nährstoffe. Wenn man untersucht, wie Menschen auf »echte« Lebensmittel reagieren, zeigt sich: Ob man unterm Strich mehr Kalorien zu sich nimmt als nötig, hängt nicht vom Fettgehalt der einzelnen Mahlzeit oder der gesamten Ernährung ab, sondern von ihrer Energiedichte und Sättigungswirkung – also wie viele Kalorien die gemischten Mahlzeiten bis zur Sättigung geliefert haben.

Studien zufolge hören Menschen spontan auf zu essen, wenn der Magen Nahrung von einem bestimmten Gewicht und Volumen aufgenommen hat. Die tatsächliche Menge ist allerdings von Mensch zu Mensch verschieden und kann sich auch durch Gewohnheit ändern. Immer gilt jedoch: Je mehr schwere und voluminöse Lebensmittel mit wenig Kalorien von dem Teller in den Mund wandern, desto weniger Kalorien landen insgesamt im Magen, bevor man sich satt fühlt. Welche Nahrungsmittel liefern besonders viel Gewicht und Masse, aber wenig Kalorien? Solche, die viel Wasser enthalten:

---

6 Noch mehr detaillierte Infos finden Sie hier: Gonder U, Lemberger H, Worm N.: »Fett-Guide«. systemed Verlag, Lünen 2012.

Gemüse, Salate, Pilze, Beeren und Früchte. Sie senken die Energiedichte einer Mahlzeit deutlich. Kombiniert man sie mit fett- und proteinreichen Zutaten wie Nüssen, Öl, Hülsenfrüchten, Fleisch, Fisch oder Milchprodukten, ergeben sich köstliche Gerichte mit vergleichsweise wenig Kalorien, die gut und nachhaltig sättigen und auch den Genuss nicht zu kurz kommen lassen. Beilagen wie Brot, Nudeln, Reis oder Kartoffeln vermisst man dann gar nicht mehr (Beispiele finden Sie im Kasten).

Energiedichte verschiedener Mahlzeiten

Auf einzelne Nahrungsmittel bezogen, gilt eine Energiedichte von unter 150 Kalorien pro 100 Gramm als niedrig (beispielsweise Rinderfilet mit etwa 121 kcal/100 g) und ab 400 Kalorien pro 100 Gramm als hoch (wie Marzipanschokolade mit 505 kcal/100 g). Im Tagesschnitt sollte die Energiedichte bei den meisten Menschen nicht über 125 Kalorien pro 100 Gramm liegen, wenn sie ihr Gewicht halten möchten.

Brotzeit: Fettanteil 22 % – Energiedichte 100 kcal/100 g
120 g Vollkornbrötchen mit 10 g Margarine und 30 g Kochschinken, dazu 100 g Hüttenkäse, 200 g Tomaten, 50 g Blattsalat und 1 Banane (140 g).
Gesamtgewicht: 650 g, Energie: 649 kcal

Steak mit Ratatouille: Fettanteil 38 % – Energiedichte 77 kcal/100 g
200 g Rindersteak, je 150 g Paprika, Zucchini und Auberginen, 100 g Zwiebeln, 20 g Öl zum Braten.
Gesamtgewicht: 770 g, Energie: 481 kcal

Fleischsalat: Fettanteil 54 % – Energiedichte 102 kcal/100 g
150 g Roastbeef, 40 g Avocado, 200 g Tomaten, 200 g grüne Bohnen, 30 g rote Bohnen, 24 g Olivenöl.
Gesamtgewicht: 644 g, Energie: 659 kcal

Salat Niçoise: Fettanteil 69 % – Energiedichte 94 kcal/100 g
50 g Thunfisch, 25 g Anchovis, 1 Ei (30 g), 200 g Gurke, 200 g Tomaten, 30 g Oliven, 100 g grüne Bohnen, 100 g Blattsalat, 60 g Zwiebeln, 24 g Olivenöl.
Gesamtgewicht: 819 g, Energie: 552 kcal

Quelle: Worm, Nicolai: »Die LOGI-Methode. Glücklich und schlank«, systemed Verlag, Lünen 2003.

Solche Mahlzeiten machen trotz ihrer vergleichsweise geringen Kalorienmenge auf drei verschiedene Weisen richtig satt. Erstens sind die Portionen üppig, füllen den Magen und lösen dadurch starke Sättigungssignale aus. Zweitens werden die Gerichte eher langsam und mit nur geringen Blutzuckerschwankungen verdaut, sodass nicht so schnell erneut Hunger auftritt. Und drittens schmecken sie durch den höheren Fettgehalt einfach gut und befriedigen durch den sinnlichen Genuss den Appetit besser als ein gemischter Salat mit wenig Sauce und einem trockenen Brötchen dazu. Doch Vorsicht, es geht nicht darum, die in Deutschland typische Ernährung einfach nur mit mehr Fett aufzupeppen – das Ziel liegt vor allem darin, im Gegenzug weniger leicht verdauliche Kohlenhydrate zu essen!

Butter bei die Fische!

Wie sieht es nun mit dem zweiten Argument gegen Fett aus, der angeblichen Gefahr für die Arterien und das Herz? Um es gleich vorweg zu sagen: Es entbehrt jeder Grundlage. Dutzende Langzeitstudien der letzten 50 Jahre belegen es: keine Gefahr für Herz und Gefäße! Von wenigen Ausnahmen abgesehen (Transfettsäuren und ranzige ungesättigte Fettsäuren) gibt es keine gefährlichen Fette. Einige Fettarten bewahren sogar vor Schäden!

Das ist auch für Fette aus »tierischen Quellen« gesichert. Sie stehen häufig wegen ihres Anteils an gesättigten Fettsäuren am Pranger, denen eine negative Wirkung auf die Blutfettwerte – der berühmt-berüchtigte »Cholesterinspiegel« – unterstellt wird (Details zu den verschiedenen Typen und Blutwerten im Kasten auf den Seiten 32). In Wirklichkeit verhalten sie sich neutral. Das heißt: Einige von ihnen heben zwar wirklich das »böse« LDL-Cholesterin an, aber eben auch das »gute« HDL – teilweise sogar ganz ordentlich. Zugleich senken sie die Konzentration anderer Blutfette (Triglyceridspiegel). Die LDL-Partikel sind bei hohem Anteil gesättigter Fettsäuren in der Ernährung außerdem weniger dicht gepackt und deshalb nicht so gefährlich. Unterm Strich ergibt sich also ein Blutfettprofil, welches für das Infarktrisiko theoretisch günstiger sein müsste. Allerdings gilt das nur unter der Voraussetzung, dass ein Mehr an gesättigten Fettsäuren durch entsprechend weniger Kohlenhydrate ausgeglichen wird. Zwar fällt die Bilanz eines solchen Tauschgeschäfts noch besser aus, wenn stärke- und zuckerreiche Lebensmittel zugunsten von ungesättigten Fetten eingespart werden – vor allem aus fettem Fisch,

Cholesterin – jenseits von gut und böse

Cholesterin ist lebenswichtig für den Körper. Es sorgt für die Balance von Stabilität und Flexibilität in den Zellmembranen, ist Ausgangsstoff für Hormone wie Cortison oder Adrenalin und für das Vitamin D, das bei Sonnenbestrahlung in der Haut gebildet wird. Deshalb produziert die Leber stets genug Cholesterin, um den Bedarf zu sichern. Falls die Nahrung bereits ausreichend Nachschub liefert, wird die die Produktion entsprechend angepasst. So hat der Cholesteringehalt der Nahrung bei den meisten Menschen nur geringen Einfluss auf die Blutwerte, selbst wenn jemand so viel davon aufnimmt, dass die Menge den Bedarf übersteigt – dann wird einfach die Aufnahme aus dem Darm gedrosselt. All dies ist eigentlich lange bekannt und hochwertige Studien bestätigen es immer wieder, aber trotzdem wird munter weiter vor dem Konsum cholesterinreicher Nahrungsmittel wie Eiern gewarnt.

Es gibt auch kein »gutes« oder »böses« Cholesterin – in beiden Fällen handelt es sich um die gleiche Substanz, nur an verschiedene Transportproteine gebunden. Das »böse« LDL (Low Density Lipoprotein, Fettprotein mit geringer Dichte) bringt Cholesterin zu den Geweben, während es vom »guten« HDL (High Density Lipoprotein, Fettprotein hoher Dichte) zur Leber transportiert wird, um von dort als Gallensäure über den Darm ausgeschieden zu werden. Nach den ärztlichen Leitlinien soll das Gesamtcholesterin bei Erwachsenen unter 200 mg/dl Blut liegen, der HDL-Wert über 40 mg/dl (Männer) beziehungsweise 50 mg/dl (Frauen) und das Verhältnis von LDL zu HDL kleiner als vier. Bei weiteren Risikofaktoren soll das Ergebnis sogar kleiner als drei sein.

Längst gelten jedoch die Cholesterinwerte nicht mehr als ausreichend, um das Herz-Kreislauf-Risiko zu bewerten. Ein erhöhter Cholesterinwert allein – ohne andere Risikofaktoren – ist kein Grund zur Sorge. Immer mehr Beachtung finden heute die Triglyceride, also die frei im Blut schwimmenden Fette. Hohe Werte (über 150 mg/dl) sind vor allem dann kritisch, wenn gleichzeitig der HDL-Wert niedrig ist – typisch für das metabolische Syndrom und für eine Fettleber. Wenn Sie Ihren Triglycerid- durch den HDL-Wert teilen, sollte das Ergebnis kleiner als zwei sein.

Solche Messungen grenzen aber immer nur die statistische Wahrscheinlichkeit einer Erkrankung ein; man kann auch bei schlechten Werten gesund sein und umgekehrt. In Teil II lernen Sie weitere Blutwerte kennen, mit denen sich das individuelle Herz-Kreislauf-Risiko noch genauer darstellen lässt.

Nüssen und Olivenöl –, aber das ist kein Grund, die gesättigten Fettsäuren zu verteufeln. Es darf also durchaus Butter bei die Fische!

Omega-3-Fettsäuren: Fisch bevorzugt

Immer wieder wird darauf hingewiesen, wie wichtig essenzielle Fettsäuren sind – also solche, die man dem Körper unbedingt mit der Nahrung zuführen muss, weil er sie nicht selbst herstellen kann. Zu den essenziellen Fettsäuren gehören sowohl die Omega-3-Fettsäuren DHA und EPA als auch die Omega-6-Arachidonsäure. Der Körper bildet daraus viele Gewebshormone (sogenannte Eicosanoide), die häufig Gegenspieler füreinander sind. So entstehen aus Arachidonsäure zum Beispiel entzündungsfördernde Stoffe, die zur Abwehr von Krankheitserregern gebraucht werden, und aus EPA entzündungshemmende Stoffe, welche diese Reaktion abbremsen. Wichtig ist also ein ausgewogenes Verhältnis dieser beiden Fettsäuren beziehungsweise der daraus entstehenden Hormone.

Genau darin liegt aber ein Problem, denn die westliche Durchschnittsernährung enthält meist reichlich Omega-6-, aber nur sehr wenig Omega-3-Fettsäuren. Dieses Ungleichgewicht gilt als eine der Ursachen für die Zunahme von chronischen Erkrankungen, bei denen Entzündungen eine Rolle spielen, wie etwa Allergien, Neurodermitis, Rheuma und eben auch die infarktbegünstigende Arteriosklerose. Umgekehrt senkt es die Entzündungsneigung des Körpers, wenn man mehr vor den »Dreiern« isst – davon profitiert auch die Leber. Zudem aktivieren sie Gene, die für die Fettverbrennung wichtig sind, und erhöhen die Insulinempfindlichkeit der Zellen. Beides wirkt einer Verfettung entgegen und kann sogar eine bestehende Fettleber entlasten, wie hochwertige Studien zeigen konnten.

Hauptquelle für die »Sechser« ist bei vielen Menschen die pflanzliche Linolsäure, die vor allem in Getreide und daraus hergestellten Produkten vorkommt – also auch in Mais- und Weizenkeimölen, die viele Jahre gerade wegen der Linolsäure als besonders gesund dargestellt wurden. Auch heute muss man noch genau hinsehen, wenn Produkte mit Behauptungen wie »reich an mehrfach ungesättigten Fettsäuren« beworben werden, denn meist verbirgt sich dahinter lediglich ein hoher Anteil an Linolsäure. Im Körper wird sie teilweise zu Arachidonsäure umgebaut; sie selbst kommt nur in tierischen Produkten vor, vor allem in Fleisch von Tieren, die mit Getreide gefüttert wurden. Besonders hoch ist der Arachidonsäureanteil in konventionell produziertem Schweinefleisch,

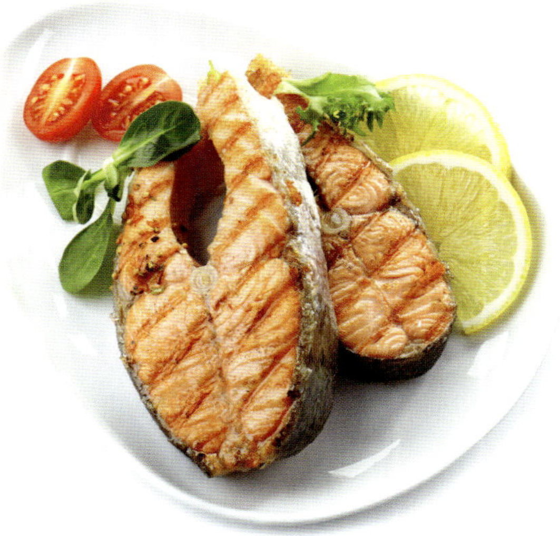

deshalb sollten Menschen mit chronischen Entzündungen nur wenig davon essen. Genug DHA und EPA zu sich zu nehmen, ist dagegen schwieriger. Sie kommen in nennenswerter Menge eigentlich nur in Fisch aus kalten Meeren vor und im Hirn von Säugetieren – aber das isst ja heutzutage kaum noch jemand. Weitere, jedoch viel weniger ergiebige Quellen sind Fleisch von Wild und artgerecht gehaltenen Tieren sowie Eier von Hühnern, die mit Fischmehl gefüttert wurden.

Die einzige pflanzliche Quelle für DHA und EPA sind Mikroalgen, deren Öl man als Nahrungsergänzung in Kapseln bekommen kann (siehe Kasten). Alle anderen pflanzlichen Quellen für Omega-3-Fettsäuren wie zum Beispiel Lein- oder Rapsöl enthalten alpha-Linolensäure, die der Körper erst zu den aktiven Formen EPA und DHA umwandeln muss. Inzwischen weiß man jedoch, dass dies nur in sehr geringem Maße geschieht. Die bestmögliche Umwandlungsrate von alpha-Linolensäure zu EPA beträgt gerade mal gut fünf Prozent und selbst diese erreicht nur etwa ein Drittel der Menschen. Bei allen anderen funktioniert der Umbau noch schlechter oder überhaupt nicht. Allerdings kann man die Effektivität dadurch verbessern, dass man die Zufuhr von Omega-6 drastisch einschränkt. Es ist zwar denkbar, dass das alpha-Linolensäure-reiche Leinöl eigene positive Wirkungen auf die Gesundheit hat, aber als Ersatz für Fisch taugt sie nicht.

Um Herz und Kreislauf gesund zu halten, muss relativ viel EPA und DHA in den Geweben verfügbar sein. Wie viel man konkret zu sich nehmen muss, um die notwendigen Mengen zu erreichen, wird von vielen Faktoren beeinflusst, aber die meisten Menschen sollten mit einer täglichen Zufuhr von ein bis zwei Gramm der im Körper aktiven Omega-3-Fettsäuren gut zurechtkommen (also DHA und EPA gemischt). Das entspricht 200 bis 1.200 Gramm Fisch pro Woche, ungefähr zwei bis fünf Filets. Genauere Angaben zu machen, ist kaum möglich, weil der Nährstoffgehalt in natürlichen Lebensmitteln immer schwankt.

Omega-3-Versorgung optimieren

Wenn Sie genau wissen wollen, ob Sie in den vergangenen vier Monaten genug Omega-3-Fettsäuren zu sich genommen haben, können Sie das mit einem Bluttest bestimmen lassen, dem sogenannten HS-Omega-3-Index. Dabei wird ein Fettsäureprofil der roten Blutkörperchen (Erythrozyten) erstellt, weil diese eine Lebensdauer von etwa 100 bis 120 Tagen aufweisen. Wünschenswert wäre es, Omega-3-Werte von mindestens acht Prozent zu erreichen, noch besser wären bis zu elf Prozent. Die meisten Menschen bei uns schaffen allerdings nicht einmal vier Prozent. Eine Untersuchung der Omega-3-Versorgung wird inzwischen von vielen Laboren angeboten und kostet jeweils etwa 60 Euro. Wissenschaftlich anerkannt ist aber nur der HS-Omega-3-Index, und dieser ist in Deutschland bisher nur über die Firma Omegametrix verfügbar (www.omegametrix.eu).

Wer seine Versorgung optimieren will, kommt meist um Nahrungsergänzungsmittel nicht herum. Die in Deutschland verkauften Fischölkapseln sind empfehlenswert, sofern sie auch Vitamin E als Schutz gegen Oxidation (ranzig werden) enthalten. Achten Sie aber darauf, dass der tatsächliche Anteil von EPA und DHA im Fischöl angegeben und möglichst hoch ist. Falls Sie Fisch aus ethischen Gründen oder wegen einer Allergie weder als Filet noch als Kapsel zu sich nehmen wollen, können Sie auf Nahrungsergänzungsmittel mit Ölen aus den Mikroalgen Schizochytrium und Ulkenia ausweichen. Um solche Produkte im Internet zu finden, müssen Sie die Suchbegriffe »vegan«, »DHA« und »EPA« zusammen eingeben. Manche Produkte enthalten zwar nur DHA, sind aber trotzdem geeignet, weil der Körper daraus auch selbst EPA herstellen kann.

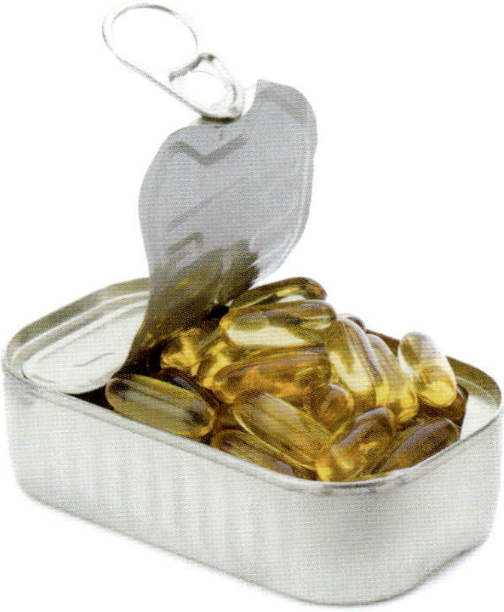

KAPITEL 4 – PROTEINE: ES DARF RUHIG EIN BISSCHEN MEHR SEIN

Noch immer werden Proteine häufig »Eiweiß« genannt, obwohl sie auch in vielen anderen Lebensmitteln vorkommen – kein Wunder, denn die Zusammensetzung des Eiklars ist geradezu perfekt für den menschlichen Bedarf. Proteinreich sind aber auch Fleisch, Fisch, Milchprodukte, Nüsse und Hülsenfrüchte. Im Körper bilden die Proteine sämtliche Körperstrukturen wie Muskeln, Sehnen, Bänder, Knochen und Organe, dienen als Transportmittel für verschiedenste Substanzen, lenken in Form von Enzymen chemische Reaktionen und sind als Antikörper und Botenstoffe aktiv.

Trotz dieser vielen Aufgaben werden alle Proteine des Körpers aus einem Satz von nur 20 Aminosäuren gebildet, die in verschiedensten Kombinationen aneinandergekettet werden. Die Ketten falten und knäulen sich auf charakteristische Weise und geben den Molekülen so die für ihre Aufgaben notwendigen Formen. Neun Aminosäuren sind »essenziell«, müssen also unbedingt mit der Nahrung aufgenommen werden, während der Körper die restlichen aus anderen Aminosäuren selbst herstellen kann – vorausgesetzt, die Proteinversorgung ist so gut, dass ausreichend Überschuss für solche Umbauten verfügbar ist. Zu guter Letzt dienen Proteine auch als Energiequelle; dafür werden sie zuvor in der Leber zu Glukose umgebaut und als Blutzucker im Körper verteilt.

Wie viel Protein man täglich zu sich nehmen sollte, ist genauso umstritten wie die Zufuhr von Kohlenhydraten und Fett. Als offizielle Empfehlung wird 0,8 Gramm pro Kilogramm Körpergewicht genannt und gleich dazu gesagt, dass die Durchschnittsernährung in Deutschland mit 1,1 Gramm knapp 50 Prozent höher liegt. Das sei bedenklich, heißt es, denn eine hohe Proteinzufuhr sei gefährlich für die Nieren und könne Gicht auslösen. Doch wenn man sich diese Behauptungen genauer ansieht, bleibt nicht viel davon übrig. Stattdessen hat eine höhere Proteinzufuhr vor allem positive Wirkungen. Zu den wichtigsten gehört, dass der Nährstoff am besten sättigt und den Aufbau und Erhalt von Muskelmasse fördert. Beim Abnehmen ist das entscheidend, denn ohne genug Protein von außen wird der Körper seine eigenen Reserven mobilisieren und Muskelmasse abbauen. Doch das würde allen Bemühungen um eine ansprechendere Figur und einen gesünderen Stoffwechsel zuwider laufen. Eine gute Proteinversorgung ist also für alle Menschen wichtig, die gesund und aktiv bleiben wollen.

Wie viel Protein brauchen Sie?

Den täglichen Proteinbedarf des Körpers ermitteln Wissenschaftler üblicherweise mithilfe des Elements Stickstoff, der in allen Aminosäuren enthalten ist, nicht aber in Fetten und Kohlenhydraten. Der »Stickstoffbilanz« zufolge gehen täglich etwa 0,6 Gramm Aminosäuren pro Kilogramm Körpergewicht verloren, und zwar durch Ausscheidung über Stuhl, Urin sowie Schweiß, Hautabschilferung, Haar- und Nagelwachstum. Zu diesem Wert wird noch ein Sicherheitszuschlag addiert, weil nicht alle Eiweißquellen die optimale Kombination von Aminosäuren liefern und die Stoffwechselprozesse bei verschiedenen Menschen nicht gleich effizient sind. So gelangt man zu der offiziellen Empfehlung deutscher und internationaler Fachgesellschaften von 0,8 Gramm Protein pro Kilogramm Körpergewicht. Dieser berühmte Wert entspricht also inklusive Sicherheitszuschlag nur dem Bedarf, der für den Erhalt des körpereigenen Proteins reicht. Damit ist nichts darüber gesagt, wie hoch die optimale Zufuhr im Einzelfall ist! Bei keinem anderen Nährstoff wird der notwendige Bedarf mit der Obergrenze gleichgesetzt.

Außerdem birgt die besagte Stickstoffbilanz den methodischen Fehler, dass nur die Verluste über den Urin wirklich gemessen werden; die über Haut, Haare und Stuhl werden dagegen anhand von Konstanten lediglich geschätzt. Wählt man stattdessen ein genaueres Verfahren und ermittelt den Proteinbedarf über radioaktiv markierte Indikator-Aminosäuren, gelangt man zu Bedarfswerten, die rund 20 Prozent höher liegen, also bei knapp ein Gramm pro Kilogramm Körpergewicht. Für Sportler liegen die Werte sogar noch höher, zeigen Studien mit dieser genaueren Methodik

Mythos Eiweißschock

Gelegentlich wird behauptet, dass Meeresfrüchte so viel Proteine enthalten, dass man davon einen »Eiweißschock« erleiden könne. Doch das ist kompletter Unsinn, dieses Phänomen gibt es überhaupt nicht. Wenn es nach dem Genuss von Fisch und Meeresfrüchten zu gesundheitlichen Problemen kommt, liegt es nicht an deren Proteingehalt. Vielmehr kommen drei verschiedene Gründe infrage: Es kann sich um eine allergische Reaktion handeln, die Speisen können verdorben gewesen sein oder Nervengifte enthalten haben, die durch bestimmte Algen in die Muscheln geraten können.

sowie gut kontrollierte Stickstoffbilanz-Untersuchungen. Danach brauchen Ausdauerathleten bis zu 1,6 Gramm Protein pro Kilogramm Körpergewicht und Kraftsportler sogar sogar bis zu 1,8 Gramm. Das gilt auch für diejenigen, die keine Muskelpakete aufbauen wollen, sondern nur eine straffe und athletische Figur anstreben. Zur Erinnerung: Bei all diesen Werten handelt es sich jeweils um den Mindestbedarf, den man nicht automatisch mit der optimalen Zufuhr gleichsetzen kann. In welcher Größenordnung mag sich diese bewegen?

Biologische Wertigkeit

Die sogenannte biologische Wertigkeit eines Proteins ist umso höher, je mehr Körperprotein daraus gebildet werden kann. Das macht tierische Eiweiße hochwertiger als pflanzliche, denn sie enthalten mehr von den neun essenziellen Aminosäuren, die unbedingt mit der Nahrung aufgenommen werden müssen. Falls Sie deren Namen interessieren: Es sind Lysin, Threonin, Methionin, Valin, Leucin, Isoleucin, Phenylalanin, Tryptophan und Histidin. Merken müssen Sie sich das aber nicht.

Unter natürlichen Lebensmitteln hat Vollei (also inklusive Dotter) mit 100 den höchsten Wert, der allerdings willkürlich als Referenz gewählt wurde und keineswegs bedeutet, dass Eiprotein zu 100 Prozent in Körperprotein umgewandelt würde. Daraus ergibt sich: Aus einem Protein mit der biologischen Wertigkeit von 85 wird 15 Prozent weniger körpereigenes Protein gebildet als aus der gleichen Menge Eiprotein. Die höchste in Menschenversuchen nachgewiesene biologische Wertigkeit von 136 hat die Kombination von Ei und Kartoffeln; der höchste Wert für ein Einzelprotein liegt bei 104 für das Protein aus Molke (Kraftsportler kennen es unter dem englischen Begriff Whey als Grundlage für viele Shakes).

Doch die biologische Wertigkeit exakt zu ermitteln, erfordert Studien mit vielen Versuchspersonen und extrem hohem messtechnischem Aufwand. Deshalb wird heute teilweise auch der »Chemical Score« errechnet. Er bewertet die Proteine eines Lebensmittels nach der essenziellen Aminosäure, die im Vergleich zu einem Referenzprotein am wenigsten enthalten ist und damit die Nutzungsmöglichkeiten des Proteins für den Organismus begrenzt. Mit solchen Details muss man sich allerdings nur dann beschäftigen, wenn man bestimmten Ernährungsweisen folgt und zum Beispiel streng vegan lebt.

Proteinreiche Ernährung – gefährlich oder gesund?

Laut »Nationaler Verzehrsstudie 2« (2008) liefert die in Deutschland übliche Mischkost 1,1 Gramm Protein pro Kilogramm Körpergewicht, was einige Ernährungswissenschaftler als zu üppig anprangern. Sie warnen davor, dass ein hoher Proteinanteil in der Ernährung die Nieren zu sehr belasten würde, weil diese den Stickstoff der Aminosäuren in Form von Harnstoff über den Urin ausscheiden müssen. Doch inzwischen zeigen sowohl die Erfahrung als auch viele klinische Studien mit Sportlern ebenso wie mit körperlich inaktiven Menschen, dass gesunde Nieren problemlos auch mit großen Mengen Eiweiß zurechtkommen und sich dem Bedarf anpassen, indem sie etwas mehr Gewebe aufbauen und ihre Filtrationsleistung erhöhen. Das funktioniert vor allem dann, wenn man sie darin unterstützt und genug trinkt. Wie viel »genug« ist, erkennen Sie übrigens am sichersten an der Farbe Ihres Urins: Wenn er tagsüber sehr hell, fast durchsichtig erscheint, sind Sie auf der sicheren Seite.

Neben dem Nierenrisiko wird auch noch vor der Gefahr gewarnt, durch hohen Eiweißkonsum Gicht zu entwickeln. Bei dieser Erkrankung wird Harnsäure nicht ausreichend über die Nieren ausgeschieden, sondern bildet Kristalle, die sich in den Gelenken und in den Harnwegen ablagern und dadurch heftige Schmerzen auslösen können. Harnsäure ist das Abbauprodukt der Purine, also Bausteinen der Erbsubstanz DNA und ähnlicher Verbindungen aus den Zellkernen, die tatsächlich in vielen eiweißreichen Lebensmitteln reichlich vorhanden sind. Doch das Gichtrisiko hängt weniger von der Purinmenge in der Nahrung ab, als davon, wie viel die Nieren davon täglich ausscheiden können – und diese Filtrationsleistung wird von hohen Insulinkonzentrationen im Blut gehemmt[7]. Mit anderen Worten: Was immer die Insulinausschüttung hochtreibt, erhöht auch die Wahrscheinlichkeit, einen Gichtanfall zu erleiden. Wer der schmerzhaften Gelenkerkrankung aus dem Weg gehen will, sollte also vor allem seinen Stoffwechsel in gesunde Bahnen lenken.

Als drittes Argument gegen Protein wird angeführt, es würde den Knochen Kalzium entziehen und dadurch Osteoporose begünstigen, doch das ist längst widerlegt. Hintergrund für diese Behauptung war die Beobachtung, dass bei proteinreicher Kost mehr Kalzium mit dem Urin ausgeschieden wird. Inzwischen weiß man: Dieses Phänomen

---

7 Und übrigens auch von Alkohol.

entsteht durch einen erhöhten Umsatz von Kalzium. Reichlich Protein in der Nahrung verbessert die Aufnahme des Minerals im Darm und im Austausch wird wieder mehr ausgeschieden.

Allerdings stimmt es, dass vor allem die schwefelhaltigen Aminosäuren Säurebildner sind. Normalerweise wird ein Säureüberschuss im Blut schnell durch Abatmung über die Lunge oder Ausscheidung über die Nieren kompensiert. Nur wenn diese Organe nicht leistungsfähig genug sind, wird mitunter Kalzium aus den Knochen zum Abpuffern der Säure hinzugezogen. Optimal für die Knochengesundheit ist es, eine kalziumreiche Kost (nach heutigen Kenntnissen sind Milch und Mineralwässer die besten Quellen) mit vielen Basenbildnern aus Gemüse, Salaten, Kräutern, Früchten und Beeren zu kombinieren. Daneben spielt auch Vitamin D eine entscheidende Rollen für die Knochengesundheit (mehr dazu ab Seite 44) und vor allem auch, ob durch Bewegung genügend Reize auf das Skelett ausgeübt werden – der Körper erhält seine Strukturen nur in dem Maße, wie sie gebraucht werden.

Unterm Strich halten die Warnungen gegen einen höheren Anteil an Proteinen in der Ernährung einer näheren Betrachtung also nicht stand. Dagegen gibt es auf der anderen Seite handfeste Gründe, die dafür sprechen. So sättigen Proteine besser als andere Nährstoffe und machen es dadurch leichter abzunehmen oder gar nicht erst dick zu werden. Wie Sie später noch sehen werden, bremst eine Kost mit mehr Proteinen und entsprechend weniger Kohlenhydraten auch die Leberverfettung und alle damit verbundenen Risiken. Wissenschaftliche Untersuchungen haben bereits eindrücklich belegt, dass sich bei einer solchen Ernährungsweise die Blutfettwerte in vielen Fällen deutlich bessern und dadurch auch das Herzinfarktrisiko entsprechend sinkt.

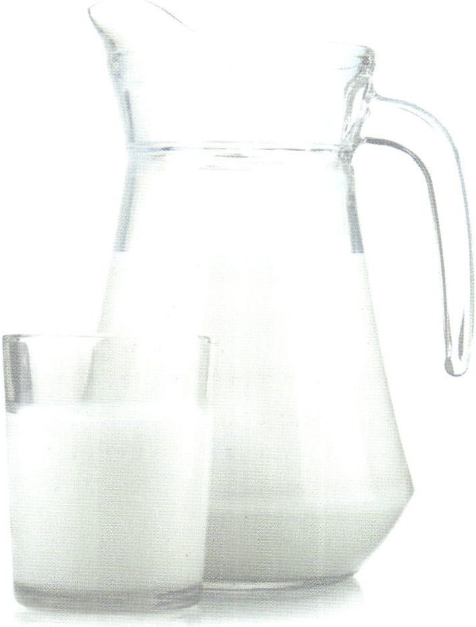

KAPITEL 5 –
ALKOHOL: MIT VORSICHT ZU GENIESSEN

Der gesundheitsfördernde Effekt des berühmten Gläschens Wein entsteht weniger durch die sekundären Pflanzenstoffe der Trauben als hauptsächlich durch den Alkohol selbst. Er senkt das Risiko für Herz-Kreislauf-Erkrankungen deutlich; auch gegenüber Abstinenzlern, die gesund, schlank und sportlich sind. Diesen Effekt haben Bier und Schnaps zwar auch, sie bringen aber andere Nachteile mit sich.

Erstaunlicherweise scheint moderater Alkoholgenuss die Leber sogar zu schützen und vor einer Verfettung zu bewahren. Ist sie jedoch bereits erkrankt, gelten andere Regeln – dann sollte man das angeschlagene Organ nicht auch noch durch Genussmittel belasten.

Die Dosis macht das Gift

Für Witzbolde war schon lange klar, warum Abstinenzler weniger lange leben als Menschen, die einem Gläschen nicht abgeneigt sind: »Alkohol konserviert.« Das Körnchen Wahrheit an diesem Spruch liegt darin, dass es tatsächlich der Alkohol selbst ist, der das Risiko für potenziell tödliche Herz-Kreislauf-Erkrankungen senkt. Nach rund 30 Jahren Forschung zu dem Thema zeigt die Studienlage eindeutig: Diese Wirkung lässt sich nicht primär dem Resveratrol oder anderen sekundären Pflanzenstoffen der Trauben zuschreiben. Dass Wein anderen Alkoholika überlegen zu sein scheint, liegt wohl am ehesten daran, wie er überwiegend getrunken wird, nämlich langsam, genüsslich und zum Essen. Kaum jemand stürzt ein Viertele so runter wie so manches kühle Bier durch durstige Kehlen rinnt.

Alkohol beeinflusst Herz und Kreislauf in mehrfacher Weise: In geringer Dosis erweitert er die Gefäße, sodass sich die Durchblutung verbessert und der Blutdruck sinkt. Dieser Effekt schlägt jenseits maßvoller Mengen allerdings schnell ins Gegenteil um. Alkohol verringert die Gerinnungsneigung des Blutes, wirkt entzündungshemmend und erhöht den Anteil des »guten« HDL-Cholesterins (siehe Seite 32). Zudem macht er die Zellen empfindlicher für das Hormon Insulin. Dass moderater Alkoholkonsum offenbar auch Altersdemenz vorbeugt, ist wohl auf die gleichen Effekte zurückzuführen.

Die verschiedenen epidemiologischen Untersuchungen zeigen ganz typische Muster. Abstinent lebende Menschen haben das höchste Herz-Kreislauf-Risiko, das schon mit geringen Mengen Alkohol deutlich abfällt und über einen weiten Bereich niedrig bleibt. Betrachtet man jedoch die Gesamtsterblichkeit (also alle Todesfälle einer Bevölkerungsgruppe während des Untersuchungszeitraums), geht die Kurve bei höherem Alkoholkonsum wieder nach oben – zum Beispiel durch Krebs, Leberzirrhose oder Autounfälle. Bei wirklich hohem Konsum liegt das Risiko eines verfrühten Todes dann deutlich über dem der Abstinenten.

Aber was ist überhaupt unter »moderatem Konsum« zu verstehen? Die Menge Alkohol, bei der innerhalb des Beobachtungszeitraums am wenigsten Menschen sterben, liegt für Männer in Deutschland im Mittel bei rund 30 Gramm Alkohol täglich (entspricht 0,75 Liter Bier oder 0,3 Liter Wein oder maximal 94 Milliliter Hochprozentiges) und für Frauen bei 20 Gramm (0,5 Liter Bier, 0,2 Liter Wein, maximal 63 Milliliter Hochprozentiges). Sie müssen jedoch im Auge behalten, dass dies statistische Durchschnittswerte sind; die individuelle Grenze kann auch höher oder niedriger liegen.

Volumenprozent umrechnen

Auf Bier-, Wein- und Schnapsflaschen ist der Alkoholgehalt in Volumenprozent (Vol%) angegeben. Wenn Sie diesen Wert mit acht multiplizieren, wissen Sie, wie viel Gramm Alkohol ein Liter dieses Getränks enthält. Das können Sie dann leicht auf die Menge in Ihrem Glas umrechnen.

Kritiker dieser Studien wenden immer wieder ein, dass Abstinente nur deshalb ein höheres Risiko für einen frühen Tod hätten, weil sich in dieser Gruppe die ehemaligen Trinker versammeln und auch Menschen, die wegen anderen chronischen Erkrankungen die Finger vom Alkohol lassen. Doch diese Annahme ist längst widerlegt. Abgesehen davon, dass solche Einflussfaktoren in guten Untersuchungen ohnehin bei der Auswertung berücksichtigt werden, hat sich ein Forscherteam der Harvard Universität auch ganz direkt mit der Frage befasst. Das Ergebnis: Auch unter den gesunden Männern (schlank, nicht rauchend, mit guter Ernährung und viel Bewegung) war das Herzinfarktrisiko bei denen am geringsten, die maßvoll Alkohol konsumierten – und eben nicht bei den Abstinenten. Die besonders gesund lebenden und sportlichen Probanden erreichten mit 15 bis 30 Gramm Alkohol täglich (also eher weniger als bei den Durchschnittsmännern) ein um 70 Prozent niedrigeres Infarktrisiko als die Abstinenzgruppe, und auch die Gesamtsterblichkeit war im Beobachtungszeitraum deutlich geringer.

Für die Wirkungen des Alkohols spielt es auch eine Rolle, ob Sie rauchen. Erstens macht Tabak die positiven Wirkungen des Alkohols auf das Herz-Kreislauf-System zunichte und zweitens verstärkt er dessen Potenzial, Krebs auszulösen. Neben Brustkrebs werden vor allem Krebsarten des Verdauungstraktes – Mund, Rachen, Speiseröhre – durch Alkohol negativ beeinflusst. Hier kommt es jedoch auch darauf an, wie der Alkohol genossen wird. Je konzentrierter er getrunken wird, desto größer ist die Gefahr von Schleimhautschäden, die zu Entzündungen, Geschwüren und letztlich zu Krebs führen können. Das Risiko wird auch größer, je heißer das alkoholische Getränk ist. Etwas Hochprozentiges sollte daher besser kalt und mit viel Wasser genossen werden.

Schutz und Risiko für die Leber

Bei moderatem Konsum scheint Alkohol die Leber vor Verfettung zu schützen – aus den gleichen Gründen, die auch für das Herz wohltuend sind. Aktuellen Studien zufolge gilt das sogar dann, wenn man bereits eine Fettleber hat. Ob man sich sein Viertele selbst dann gönnen darf, wenn diese bereits entzündet ist, weiß allerdings niemand.

Bei größeren Mengen Alkohol – vor allem bei häufigem Konsum – schlägt der positive Effekt für die Leber jedoch ins Gegenteil um und die »Drinks« provozieren eine Verfettung. Der Grund: Alkohol ist Gift für die Zellen, deshalb versucht die Leber, ihn so schnell wie möglich abzubauen. Der aktuelle Energiebedarf wird dadurch vorrangig von den sieben Kalorien pro Gramm Alkohol gedeckt. Währenddessen wird die Verbrennung aller anderen Nährstoffe eingestellt und sie in der Leber als Fett gespeichert. Diese Verfettung zieht die gleichen Folgen nach sich wie eine, die nicht alkoholisch bedingt ist. Darüber hinaus werden die Leberzellen durch das während des Abbaus entstehende Zwischenprodukt Acetaldehyd auch direkt geschädigt und können absterben.

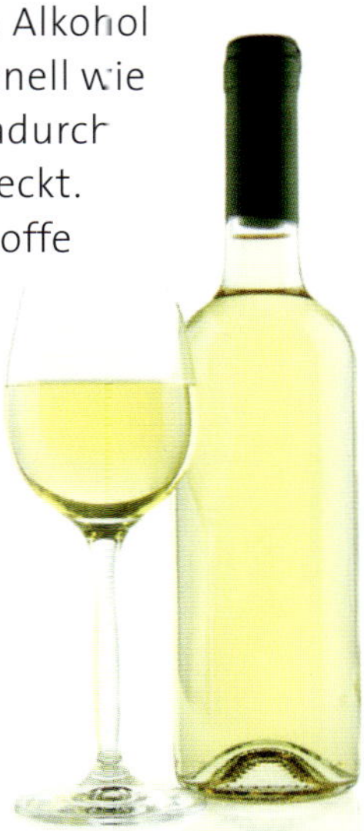

KAPITEL 6 – GESUNDE EXTRAS FÜR DIE LEBER

Einige Extras für die Leber haben Sie ja bereits in den dazugehörigen Kapiteln kennengelernt: Ballaststoffe wie Inulin und beta-Glukan (Seite 24) sowie die Omega-3-Fettsäuren DHA und EPA (Seite 27). Doch es gibt noch einige weitere Nährstoffe, von denen die Leber profitieren kann, nämlich die Vitamine E und D sowie Cholin, Carnitin und Taurin. Das Vitamin D hat in dieser Reihe eine Sonderrolle, weil es ungeachtet seines Namens ein Hormon ist, und weil man den Bedarf unmöglich über die Ernährung decken kann. Wer sich ausreichend versorgen will, muss in die Sonne oder auf Nahrungsergänzungsmittel zurückgreifen.

Vitamin E – Schutz vor freien Radikalen

Wenn von »freien Radikalen« die Rede ist, klingt das immer so, als wären entflohene Fanatiker unterwegs. Gemeint sind aber Stoffwechselprodukte, die so reaktiv sind, dass sie Schäden im Gewebe anrichten können. Dieses Zerstörungswerk wird als Oxidation bezeichnet, deshalb heißen alle Substanzen, die davor schützen, Antioxidantien. Dazu gehören auch die acht verschiedenen Tokopherole, die zusammenfassend Vitamin E genannt werden. Es gibt Hinweise darauf, dass Vitamin E wegen dieser antioxidativen Eigenschaften wichtig für Patienten mit einer Fettleber ist, um zu verhindern, dass sich das Organ entzündet.

Als Nahrungsergänzungsmittel kann Vitamin E jedoch nicht uneingeschränkt in hoher Dosis empfohlen werden, weil es in einigen Studien auch negative Wirkungen nach sich gezogen hat. Bei einer natürlicherweise Vitamin-E-reichen Ernährung war das nicht der Fall. Gute Quellen sind vor allem Olivenöl und Nüsse.

Vitamin D – vielfältiger Regulator

Anders als der Name vermuten lässt, handelt es sich bei dem auch Cholecalciferol genannten Vitamin in seiner vom Körper aktivierten Form um ein Steroidhormon. Seine Bedeutung für den Knochenstoffwechsel ist lange bekannt, aber inzwischen weiß man, dass seine Wirkungen viel weiter gehen. Es aktiviert Tausende unterschiedliche Gene in den Zellen. Vor allem ist es für auch für die Steuerung des Immunsystems sehr wichtig; dadurch wächst bei schlechter Versorgung das Risiko für verschiedene Autoimmunerkrankungen, Allergien, Herz-Kreislauf-Erkrankungen und auch für Krebs. Auch im Zucker-

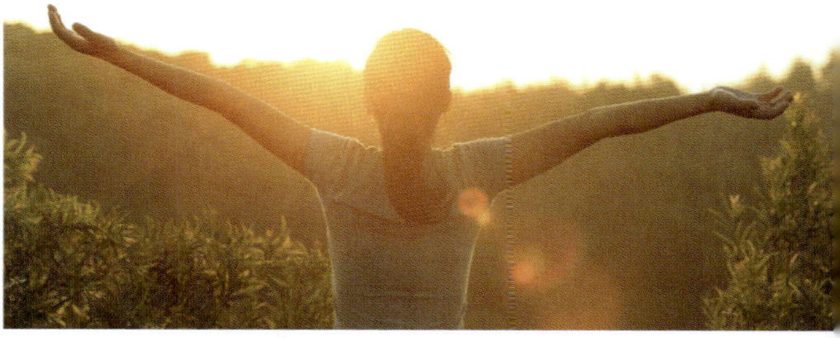

stoffwechsel und für das Thema Fettleber ist Vitamin D entscheidend, weil es Gene aktiviert, die den Fett- und Muskelzellen helfen, sensitiv gegenüber dem Insulinsignal zu bleiben. Sie wissen ja bereits: Wenn diese Erkennung nicht gut funktioniert, besteht eine Insulinresistenz, aus der schließlich ein manifester Diabetes werden kann. Darüber hinaus aktiviert es in den beta-Zellen der Bauchspeicheldrüse Gene, die zur Insulinproduktion nötig sind. Angesichts dieser Fakten wundert es nicht mehr, dass das Diabetesrisiko bei schlechter Vitamin-D-Versorgung steigt.

Doch wie hoch sollte ein »gesunder« Vitamin-D-Spiegel sein? Lange galt ein Blutwert von 20 Nanogramm pro Milliliter Blut (ng/ml) als ausreichend, doch inzwischen sind die meisten der auf diesem Gebiet forschenden Wissenschaftler anderer Ansicht. Als Mindestwert wird von ihnen 30 ng/ml angegeben; darunter kommt es vor allem bei bewegungsarm lebenden Menschen bereits zu Veränderungen im Kalziumstoffwechsel, die Osteoporose begünstigen. Ein optimaler Blutwert liegt der aktuellen Studienlage zufolge zwischen 30 und 40 ng/ml. Tatsächlich erreichen aktuellen Untersuchungen zufolge die meisten Menschen in den Industriestaaten nicht einmal die Hälfte dieses angestrebten Zielwertes. In Deutschland leiden zwei Drittel der Bevölkerung an einer Vitamin-D-Unterversorgung; im Winter sieht die Lage sogar noch düsterer aus. Vor allem bei Kindern und Senioren ist die Lage dramatisch.

Über die Ernährung bekommt man jedoch nur sehr wenig Vitamin D – was eigentlich kein Problem sein sollte, weil der Körper es mithilfe der UVB-Strahlen des Sonnenlichts in der Haut aus Cholesterin selbst herstellen kann. Doch das ist in unseren Breitengraden nur von Mitte April bis Mitte Oktober möglich; in den übrigen Monaten fallen die Sonnenstrahlen zu schräg ein, um auf der Haut die notwendige Intensität für die Vitamin-D-Produktion zu erreichen. Wer im Sommer keinen Vorrat aufbauen kann, wird daher spätestens im Winter in ein Defizit rutschen. Auch an wolkenverhangenen Sommertagen, im Schatten von Bäumen, Schirmen und Markisen sowie am Morgen und Nachmittag ist die UVB-Strahlung hierzulande nicht intensiv genug, um die Vitamin-D-Produktion ausreichend zu aktivieren. Obendrein bremsen Sonnenschutzmittel sie fast völlig aus. Bereits Cremes mit Lichtschutzfaktor 8 schränken die Vitamin-D-Bildung massiv ein, bei LSF 15 sinkt sie sogar um 95 Prozent!

Wer dieses wichtige Vitamin tanken will, muss also in die Sonne – uneingecremt, mit möglichst viel nackter Haut und bewusst dann, wenn sie hoch am Himmel steht. Ja, das ist genau das Gegenteil von dem, was Hautärzte immer empfohlen haben. Sie müssen trotzdem keine Angst haben, Ihr Risiko für den schwarzen Hautkrebs (Melanom, siehe Kasten) zu vergrößern, wenn sie strikt darauf achten, nur so lange in der Sonne zu bleiben, wie Ihre Haut es verkraften kann. Sie darf sich nicht röten! Bei blasser Haut ist oft schon nach wenigen Minuten Schluss. Wenn der braune Farbstoff Melanin aktiviert ist und Sie nicht mehr ganz so weiß aussehen, können Sie die Dosis dann etwas steigern. Länger als 10 bis 20 Minuten müssen Sie sich zur Mittagszeit ohnehin nicht der Sonne aussetzen, weil dann die täglich maximal produzierbare Menge Vitamin D gebildet haben.[8] Die nach und nach erzielte »gesunde Bräune« ist übrigens der beste Schutz gegen den schwarzen Hautkrebs.

Die verschiedenen Formen von Hautkrebs

Bei der Diskussion über die Gefährlichkeit der Sonne werden immer wieder der weiße und der schwarze Hautkrebs in einen Topf geworfen, dabei handelt es sich um völlig verschiedene Erkrankungen. Die meisten Fälle betreffen die weiße Form, und dessen Risiko wird tatsächlich umso größer, je mehr die Haut ungeschützt der Sonne ausgesetzt war. Deshalb sind vor allem ältere Menschen davon betroffen, und zwar fast ausschließlich an exponierten Hautstellen: Gesicht, Glatze und manchmal auch dem Handrücken. Weißer Hautkrebs, auch Basalzell- oder Plattenepithelkarzinom genannt, entwickelt sich meist langsam, ist gut zu behandeln – oft reicht sogar eine spezielle Creme – und metastasiert praktisch nie.

Dagegen ist der schwarze Hautkrebs tückisch, weil er sich auch an verdeckten Stellen entwickeln kann und schnell Krebszellen in den ganzen Körper ausstreut. Beim Melanom ist die Rolle der Sonne viel weniger klar; sowohl zu viel als auch zu wenig Sonne scheinen das Risiko zu erhöhen. Die Erklärung könnte darin liegen, dass eine gute Vitamin-D-Versorgung einen Schutz vor schwarzem Hautkrebs darstellt, während Sonnenbrände, vor allem in der Kindheit, die Gefahr deutlich vergrößern.

8 Vorausgesetzt, Sie sind ein hellhäutiger Mensch. Je dunkler die Haut, desto langsamer bildet sie Vitamin D.

Zwar tut die Sonne uns Menschen noch mehr Gutes, als nur Vitamin D zu bilden, aber wenn Sie sich ihren Strahlen trotzdem nicht aussetzen wollen oder können, bleibt Ihnen nur die Möglichkeit, gezielt ein Nahrungsergänzungsmittel einzunehmen. Auf alle Fälle ist die Supplementierung im Winter nach derzeitigem Stand des Wissens für praktisch jeden empfehlenswert, der nicht den ganzen Sommer über im Freien gearbeitet hat. Multivitaminpräparate enthalten meist kein oder viel zu niedrig dosiertes Vitamin D, weil es lange als potenziell gefährlich galt. Die neuen Studien zeigen, dass diese Befürchtung erstens unbegründet war und dass zweitens Substituierungen von weniger als 800 I.E. (Internationale Einheiten, entspricht 20 Mikrogramm) kaum jemals hinreichende Wirkungen zeigen. Je nach Ausgangslage und Körpermasse muss man über längere Zeit 2.000 bis 4.000 I.E. täglich einnehmen, bis der Blutspiegel in die empfohlenen Höhen von über 30 ng/dl klettert. Wenn Sie das tun wollen, sollten Sie zuvor mit Ihrem Hausarzt sprechen, anhand einer Blutuntersuchung ermitteln, wo Sie stehen und nach einigen Monaten den Erfolg der Behandlung überprüfen lassen.

Cholin – Baustoff für den Fetttransporter

Den Mästern von Gänsen und Enten ist es schon lange bekannt: Wenn die Tiere eine fette Leber entwickeln sollen, die dann als Delikatesse verkauft werden kann, sollte das Futter arm an Cholin sein. Die gleiche Beobachtung haben auch Fettleberforscher bei ihren Versuchen mit Ratten und Mäusen gemacht. Denn dieser Nährstoff wird in der Leber dafür verwendet, Lezithin herzustellen, und dieses wiederum ist unverzichtbar für die Bildung von Lipoproteinen sehr niedriger Dichte (VLDL). Die Aufgabe dieser Transportproteine ist es, Cholesterin und überschüssiges Fett aus der Leber huckepack zu nehmen und damit erneut über den Blutkreislauf auf die Reise zu gehen – vielleicht findet sich ja doch irgendwo eine Zelle, die Energie braucht. Steht nicht genug Cholin zur Verfügung, bleibt dem Körper nichts anderes übrig, als das Fett in den Leberzellen zu lagern. Doch nicht nur Geflügel und Labornager entwickeln bei Cholinmangel in der Nahrung eine Fettleber; Menschen geht es genauso – sechs Wochen Unterversorgung reichen Studien zufolge bereits dafür aus.

Es gibt zwar einen Umweg, mit dem der Körper doch noch an das nötige Cholin herankommen kann: Er stellt es aus der Aminosäure Methionin selbst her. Aber offenbar funktioniert die Synthese nicht bei allen Menschen zuverlässig genug. Deshalb hat das Institute of Medicine (IOM) in den USA das Cholin bereits 1998 auf die Liste der essenziellen Nährstoffe gesetzt, die unbedingt mit der Nahrung aufgenommen werden müssen. Es empfiehlt seitdem die tägliche Zufuhr von 425 Milligramm für Frauen und 550 Milligramm für Männer. Neuere Daten deuten allerdings darauf hin, dass der Bedarf individuell sehr unterschiedlich sein kann, je nach genetischer Ausstattung und Hormonlage. Manche Menschen brauchen für den Schutz ihrer Leber offenbar sogar noch mehr Cholin. Als obere Grenze hat das IOM 3,5 Gramm pro Tag angesetzt.

In Deutschland wird Cholin bisher nicht als essenzieller Nährstoff anerkannt. Kein Wunder, denn würde man das tun, müsste man lästigerweise darauf hinweisen, dass es vor allem in Eiern und Innereien zu finden ist – also ausgerechnet in Lebensmitteln, vor denen man die Menschen immer noch ständig warnt (überflüssigerweise, wie Sie seit Seite 32 wissen). Ein Eigelb enthält etwa 100 Milligramm Cholin; 100 Gramm gebratene Rinderleber kommen auf 418 Milligramm. Es wird Sie nicht überraschen, dass auch Geflügel- und Schweineleber reichlich Cholin enthalten. Vegetarier, Veganer und alle, die brav den Warnungen folgen und cholesterinreiche Lebensmittel meiden, müssen sich an Nüsse und Kohlgemüse halten, die aber mit einem Cholingehalt zwischen 72 und 39 Milligramm pro 100 Gramm deutlich schlechter ausgestattet sind. Repräsentative Daten aus den USA belegen, dass die Mehrheit der Bevölkerung dort die Zufuhrempfehlungen für Cholin nicht mal annähernd erreicht, und in Deutschland wird es sicher nicht viel besser aussehen.

Carnitin – schleust das Fett in den Reaktor

Carnitin (chemisch korrekt L-Carnitin genannt) ist eine Substanz, die der Körper mit Fleisch aus der Nahrung aufnimmt oder aus den Aminosäuren Methionin und Lysin selbst herstellen kann. Allerdings lässt die Eigensynthese mit dem Alter nach, und es verwundert nicht, dass man auch bei Vegetariern häufiger eine Unterversorgung findet. Der Körper braucht Carnitin, um langkettige Fettsäuren in die Mitochondrien zu transportieren. Das sind abgeschlossene Bereiche innerhalb einer Zelle (Organellen), in denen Fett- und auch Glukosemoleküle zur Energiegewinnung verbrannt werden. Es sind quasi die Reaktoren des Körpers.

Ohne Carnitin gäbe es also keine Fettverbrennung, das macht diesen Nährstoff für das Thema Fettleber interessant. Untersuchungen zeigen, dass sich die Mitochondrienfunktion und auch die Insulinempfindlichkeit der Zellen durch eine gute Carnitinversorgung verbessert. Eine bestehende Leberentzündung wird gemildert; hohe Leberwerte normalisieren sich und zeigen dadurch an, dass das Organ entlastet wird. Die überzeugendsten Daten kommen aber aus der Diabetestherapie. Eine Metaanalyse hochwertiger Studien zeigt, dass sich durch die Gabe von Carnitin als Medikament wichtige Blutfett- und Blutzuckerwerte positiv entwickeln. Wenn Sie also sehr wenig Carnitin mit der Nahrung aufnehmen, könnte ein Supplement für Sie empfehlenswert sein.

Taurin – verleiht vielleicht wirklich Flügel

Wer hätte gedacht, dass in den knallsüßen Energiedrinks doch etwas Gutes stecken könnte? Taurin ist eine Verbindung aus den Aminosäuren Methionin und Cystein und wird eigentlich vom menschlichen Körper selbst produziert. Bei Diabetikern fand man allerdings auffällig niedrige Taurinspiegel – ob das eine Mitursache oder die Folge der Erkrankung ist, weiß man aber nicht. Tatsache ist jedoch, dass die Gabe von Taurin die Ausschüttung von Insulin und die Empfindlichkeit der Zellen für dieses Hormon fördert und sich dadurch die Blutzuckerverwertung normalisiert. Beides wirkt sich positiv in der Vorbeugung und Behandlung der Fettleber aus. Diverse Studien haben gezeigt, dass Menschen mit Insulinresistenz, Fettleber und Diabetes von einer Supplementierung profitieren könnten. Für konkrete Mengenempfehlungen ist es jedoch noch zu früh.

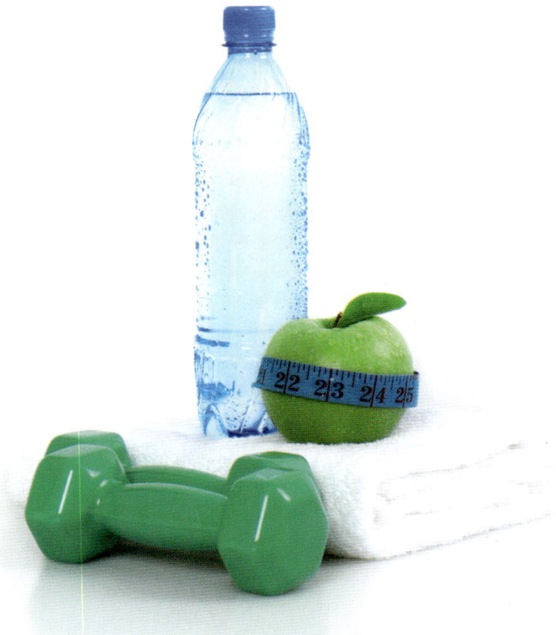

TEIL II

Von der Fettleber zu Diabetes und Herzinfarkt

Seit die Leber in den Fokus der medizinischen Forschung gerückt ist, konnten viele Ungereimtheiten um Körpergewicht, Diabetes und Herz-Kreislauf-Erkrankungen endlich erhellt werden. Es hat sich herausgestellt: Wie groß das individuelle Risiko ist, hängt viel eher davon ab, wie viel Fett der Körper in diesem Organ abgelagert hat als davon, wie viel Gewicht jemand auf die Waage bringt. Die Leberverfettung ist sowohl das Ergebnis einer gefährlichen Schieflage des Stoffwechsels als auch der Ausgangspunkt für eine weitere Verschärfung der Situation.

Früher trat die Fettleber praktisch nur als Folge jahrelangen Alkoholmissbrauchs auf, aber das hat sich gründlich geändert: Inzwischen haben allein in Deutschland bereits 30 bis 40 Prozent der Menschen eine nichtalkoholische Fettleber – sogar Kinder – und viele mehr steuern geradewegs darauf zu. Bei übergewichtigen Menschen sind sogar 70 Prozent betroffen, und selbst unter den Schlanken finden sich 15 Prozent mit einer NAFLD, wie Mediziner sagen. Diese Abkürzung geht zwar auf den englischen Begriff – Non-Alcoholic Fatty Liver Disease – zurück, aber glücklicherweise helfen die Buchstaben auch Deutsch sprechenden Menschen bei der Orientierung.

In diesem Buchteil lernen Sie zunächst die Aufgaben einer gesunden Leber kennen und erfahren dann, wie es zur Leberverfettung kommt – und welche Folgen das haben kann. Außerdem werden die verschiedenen Tests genauer erläutert, mit denen sich abschätzen lässt, ob Sie selbst auch betroffen sind.

KAPITEL 7 – DIE LEBER, DAS VERKANNTE ORGAN

Die Entgiftung des Körpers ist nur eine der vielen Aufgaben der Leber. Sie produziert auch verschiedene lebenswichtige Substanzen und fungiert als Stoffwechselzentrale des Körpers. Trotzdem macht sich die Leber nicht durch Schmerzen bemerkbar, wenn es ihr nicht gut geht, sondern allenfalls durch Erschöpfung. Auch unauffällige Blutwerte sind keine Garantie dafür, dass die Leber wirklich gesund ist. Die Verfettung der Leber zeigen sie zum Beispiel häufig nicht an oder erst dann, wenn das Organ schon entzündet ist. Wer keine Beschwerden hat und auch noch achtsam mit Alkohol umgeht, wird also kaum jemals auf die Idee kommen, dass die Leber in Gefahr sein könnte.

Was eine Leber so alles leisten muss

Die Leber wird viel zu selten beachtet. Während zum Beispiel das Herz als Symbol allgegenwärtig ist und sowohl in alten wie modernen Liedern besungen wird, ist die Leber allenfalls Anlass für ironische Sprüche zu übermäßigem Alkoholkonsum. Dabei ist die Entgiftung des Körpers nur eine ihrer vielen Aufgaben. Höchste Zeit, dieses lebenswichtige Organ näher kennenzulernen. Es befindet sich hinter dem unteren rechten Rippenbogen und reicht mit ihrer linken Spitze deutlich über die Körpermitte hinaus.

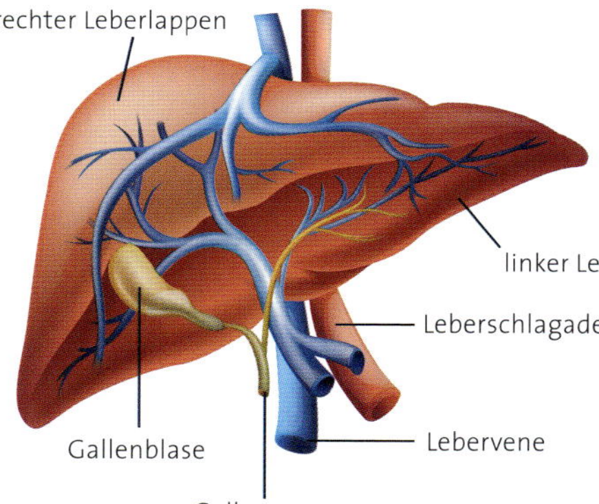

Im Bild ist sie so dargestellt, als würde man von schräg unten darauf schauen, um die großen zu- und abführenden Blutgefäße, Gallenblase und Gallengang sehen zu können, die eigentlich von den beiden Leberlappen verdeckt werden. Eine gesunde Leber hat eine glatte Oberfläche und ist aufgrund der starken Durchblutung rötlich-braun gefärbt.

Die größte Drüse des Menschen wiegt bei einem Erwachsenen normalerweise rund 1,5 Kilogramm und besteht aus winzigen Läppchen, die unter anderem 0,5 Liter Gallenflüssigkeit pro Tag bilden. Diese enthält aus Cholesterin gebildete Gallensäuren, die als Emulgatoren wirken und der Fettverdauung dienen. Die Galle sammelt sich erst in vielen kleinen Kanälen und schließlich im großen Gallengang, der in den Zwölffingerdarm mündet. Zuvor gibt es jedoch noch eine Abzweigung zur Gallenblase. Sie dient als Sammelgefäß, sodass nach einer fettreichen Mahlzeit auch große Mengen

Wenn die Galle Probleme macht

Die Aufgabe der Gallenflüssigkeit besteht nicht nur in der Emulgierung des mit der Nahrung aufgenommenen Fettes, sondern sie entsorgt auch das beim Abbau der roten Blutkörperchen anfallende Bilirubin. Dieser Stoff ist es auch, der für die berühmte »Gelbsucht« verantwortlich ist, also die charakteristische, bei vielen Leber- und Gallenproblemen auftretende Färbung der Haut. Zu diesem Phänomen kommt es immer dann, wenn der Abfluss der Gallenflüssigkeit gestört ist.

Häufig steckt ein »Stein« dahinter. Sowohl das Bilirubin kann in der Gallenblase auskristallisieren und solche Steine formen als auch Calciumcarbonat oder das Cholesterin, aus dem die Gallensäure hergestellt wird; zudem gibt es Mischformen. Häufig merkt man von Gallensteinen nichts; nur 20 bis 30 Prozent der Betroffenen haben Beschwerden. Gefürchtet sind vor allem Gallenkoliken, zu denen es kommen kann, wenn größere Steine in die ableitenden Gänge wandern und dadurch heftigste, krampfartige Schmerzen auslösen. Die Gallensteine medikamentös aufzulösen oder mit Stoßwellen zu zertrümmern ist schwierig und kann die Lage sogar noch verschlechtern, weshalb eine mit Steinen beladene Gallenblase stattdessen meist operativ entfernt wird. Da die Betroffenen auch danach noch Gallenflüssigkeit bilden (es fehlt ja nur der Vorratsbehälter), können sie meist ohne größere Einschränkungen leben.

Wenn man nach fettreichen Mahlzeiten häufig unter Bauchschmerzen, Blähungen und Durchfall leidet, können pflanzliche Mittel mit Bitterstoffen helfen, zum Beispiel aus Artischocke, Gelbwurz, Löwenzahn, Schafgarbe, Enzian oder Wermut. Sie »locken« die Galle und helfen dadurch bei der Fettverdauung. Die Ursache für die Beschwerden kann aber auch darin liegen, dass die Magenbewegung durch einen hektischen Lebensstil gestört ist und die Verdauungsenzyme nicht bedarfsgerecht zum Nahrungsbrei gegeben werden. Diese Verdauungsstörungen lassen sich mindern, indem man sich wieder mehr Zeit und Ruhe beim Essen gönnt. Die genannten Bitterstoffpflanzen regen auch die Magenbewegung an, doch noch stärker wirken Präparate mit Pfefferminzöl.

Gallenflüssigkeit auf einmal in den Verdauungstrakt abgegeben werden können. Praktisch alle Oberbauchbeschwerden, die von der Leber ausgehen, werden eigentlich durch Probleme mit der Gallenblase ausgelöst, denn die Leber selbst empfindet keine Schmerzen und macht sich allenfalls durch bleierne Müdigkeit bemerkbar. Erst bei einer deutlichen Fetteinlagerung wird die Bindegewebskapsel um das Organ so stark gedehnt, dass unangenehme Druckgefühle entstehen können.

Außer der Gallenflüssigkeit bildet die Leber lebenswichtige Proteine wie die Albumine, die für einen gleichmäßigen »Wasserdruck« in den Blutgefäßen sorgen, die Globuline des Immunsystems und die Blutgerinnungsfaktoren. Zudem synthetisiert sie das zu Unrecht verrufene Cholesterin und die Transporter für Fette und Cholesterin in der Blutbahn, die sogenannten Lipoproteine (siehe Seite 32). Ihre dritte Aufgabe neben Entgiftung und Synthese besteht darin, die bedarfsgerechte Energieversorgung der Körperzellen zu steuern.

Die Stoffwechselzentrale des Körpers

Alle verzehrten Nährstoffe müssen, nachdem sie aus dem Darm ins Blut übergetreten sind, zuerst die Leber passieren, bevor sie in den allgemeinen Blutkreislauf abgegeben und weiter verteilt werden. Die Verbindung vom Darm zur Leber heißt deshalb passenderweise »Pfortader«. Um sicherzustellen, dass immer eine Grundversorgung mit Energie möglich ist, bevorratet die Leber eine begrenzte Menge Glukose (als Speicherform Glykogen) sowie eine kleine Notration Fett. Darüber hinaus sorgt die Leber dafür, dass die vorhandenen Nährstoffe möglichst effektiv genutzt werden und kein Mangel entsteht: Sie kann viele Aminosäuren in andere umbauen, aus Proteinen Glukose herstellen und so den Mindestbedarf an Blutzucker decken sowie überschüssige Nährstoffe in Fett umwandeln, um sie auf Transporter zu packen und mit dem Blut zu den Unterhautfettgeweben zu schicken und dort zu lagern. So sollte es jedenfalls funktionieren, doch bei vielen Menschen läuft dieses seit Jahrtausenden bewährte System aus dem Ruder, sodass die Leber gezwungen ist, selbst mehr Fett zu speichern, als sie verkraften kann.

Doch wie kommt es dazu? Tatsächlich gibt es mehrere Ursachen, die sich auch noch gegenseitig verstärken. Um diese Zusammenhänge zu erklären, muss man ein wenig ausholen und sich anschauen, was beim Zunehmen in den Fettgeweben passiert.

KAPITEL 8 – FETT IST NICHT GLEICH FETT

Wer hat das größte Risiko, Diabetes und Herz-Kreislauf-Erkrankungen zu entwickeln und womöglich daran zu sterben? Anders als man lange glaubte, sind es nicht notwendigerweise die Menschen, die zu viele Kilos auf die Waage bringen, und auch nicht diejenigen, deren Körper einen großen Fettanteil aufweist. Entscheidend ist, ob sich viel Fett in die Organe verirrt hat, vor allem in die Leber. Und dieses »ektope« Fett gibt es eben nicht selten auch bei äußerlich schlanken Menschen. Dennoch: Die Wahrscheinlichkeit, dass der Stoffwechsel in eine Schieflage gerät, ist größer, wenn sich die Zellen im Fettgewebe stark und/oder zu schnell ausdehnen müssen, um mit einer anhaltenden Überversorgung mit Nährstoffen fertig zu werden. Dabei führt das in der Bauchhöhle gelagerte sogenannte viszerale Fett häufiger zu Problemen als Fett, das im Bindegewebe der Unterhaut deponiert wird.

Apfelbauch und Birnenhintern

Stellen Sie sich vor, Sie gehen an einem schönen Sommertag durch die Stadt und vor Ihnen spaziert ein Pärchen Hand in Hand durch die Fußgängerzone. Er ist ein schmaler Typ, sie dagegen rundlich-propper; ihr Rock spannt sich über einen ausladenden Hintern, sein Hosenboden schlabbert. Wem würden Sie die gesündere Zukunft vorhersagen – doch bestimmt dem Spargeltarzan, oder? Damit könnten Sie glatt daneben liegen. Denn der entscheidende Faktor für das Diabetes- und das Herz-Kreislauf-Risiko wäre selbst am FKK-Strand unsichtbar: Wie viel Fett die beiden in der Leber gelagert haben.

Lange Zeit schien die Sache klar: Je mehr Gewicht jemand mit sich herumschleppt, desto größer ist sein gesundheitliches Risiko. Um zu erfahren, wie viele Kilos als akzeptabel angesehen werden, musste man einst von seiner Körpergröße nur die Zahl 100 abziehen. Später wurden die Mediziner strenger: Das »Idealgewicht« sollte doch lieber zehn Prozent niedriger sein. Mit dieser Rechnung kamen allerdings nur Menschen von durchschnittlicher Größe zu halbwegs realistischen Werten. Deshalb wurde mit dem Body-Mass-Index (BMI) eine etwas kompliziertere Formel eingeführt, bei der die Körpergröße stärker berücksichtigt wird.[9] Doch auch der BMI sagt nichts darüber aus, wie groß die Anteile von Fett- und Muskelgewebe an der

9 Berechnung und Erläuterungen zum BMI sowie weitere Risikotests finden Sie in Kapitel 11.

Körpermasse sind (Sie werden später noch sehen, wie wichtig diese Information ist). Vielleicht möchten Sie jetzt einwenden, dass man doch sieht, ob jemand muskulös oder verfettet ist. Auf Bodybuilder und Menschen mit Sumoringer-Speckrollen mag das zutreffen, aber bei »Normalgewichtigen« (BMI zwischen 20 und 25) stimmt es häufig nicht.

Der BMI hat noch eine weitere Schwäche. Es hat sich nämlich gezeigt, dass es nicht egal ist, wo das Fett es sich gemütlich gemacht hat. Wenn es vor allem auf den Hüften, am Po und an den Oberschenkeln sitzt und der Figur eine birnenförmige Silhouette verleiht, ist das viel weniger gefährlich, als wenn es sich in der Bauchregion konzentriert und den Rumpf apfelförmig erscheinen lässt. Diese Tatsache hat dazu geführt, dass man heute auch den Bauchumfang messen sollte, wenn man das gesundheitliche Risiko seiner Figur besser einschätzen möchte. Für Frauen liegt die kritische Grenze bei 80 Zentimetern, bei Männern sind es 94 Zentimeter.[10] Eigentlich müsste man diese Messwerte jeweils noch in Beziehung zum Hüftumfang setzen, denn natürlich sind die Bauchzentimeter bei einem Mann mit Schrankfigur anders zu bewerten als bei einem schlacksigen Typen. Man wollte den Risikocheck jedoch erstens nicht noch komplizierter machen, und zweitens wird es auch als ausreichend angesehen, dafür allein den Bauchumfang zu messen.

Doch die Zentimeter enthüllen leider auch nicht alles. So kann im Extremfall bei einem relativ normalen Taillenumfang dennoch die Bauchhöhle total verfettet sein. Und auch bei einer deutlich erkennbaren Wampe verrät das Maßband ja nicht, ob der Speck unter der Haut oder in der Bauchhöhle sitzt. Eine Studie der Universität Leipzig machte sehr deutlich, dass selbst bei einer äußerst voluminösen Körpermitte Fett nicht gleich Fett ist. In einer Gegenüberstellung von zwei Fotos werden als anschauliches Beispiel die Bäuche von zwei Männern präsentiert, die beide einen BMI von 45 haben – also weit jenseits von allem, was als gesund betrachtet wird. Bei einem Mann bildet der Bauch mehrere überhängende Fettlappen, während er bei dem anderen so prall aussieht, als wäre sein Besitzer mit einem Medizinball schwanger. Die Blutwerte verraten: Nur bei letzterem sind die Fettzellen entzündet und der Stoffwechsel aus dem Ruder gelaufen, während der seines Geschlechtsgenossen mit dem Schwabbelbauch tadellos funktioniert. Dieser ist damit keineswegs ein Einzelfall; bei etwa 20 bis 30 Prozent der Übergewichtigen sind die relevanten Stoffwechselparameter im grünen Bereich, allen Fettmassen zum Trotz: Die Blutfettwerte sind

10 Mehr zur korrekten Messung ebenfalls in Kapitel 11.

nicht erhöht, der Blutdruck normal, Blutzucker- und Insulinspiegel unauffällig. Die Forscher nennen diese Menschen MHOs als Abkürzung von »Metabolically Healthy Obese«, also»Stoffwechselgesunde Dicke«.

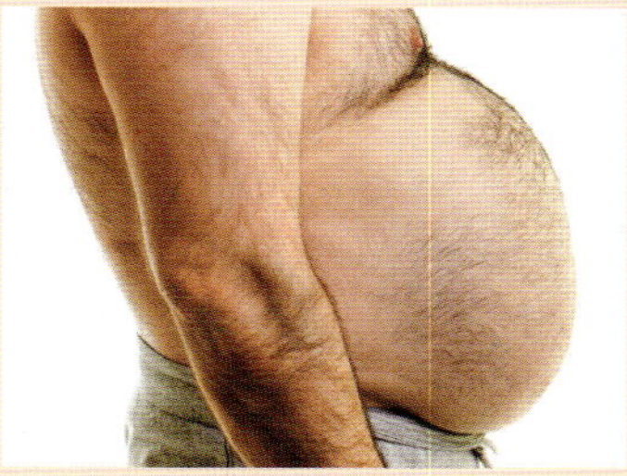

BMI 45

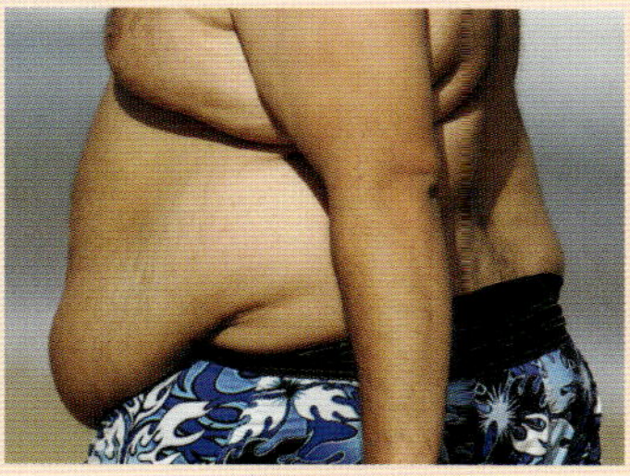

Bauch ist nicht gleich Bauch. Bei dem Herrn auf dem linken Foto befindet sich das Fett überwiegend in der Bauchhöhle, bei dem auf dem rechten Bild in den überhängenden Fettlappen. Obwohl diese gefährlich aussehen, ist der Stoffwechsel dieses Mannes gesund – weil das Fett dort gelagert ist, wo es hingehört, nämlich unter der Haut.

Das genaue Gegenteil gibt es auch – schlanke, gesundheitsbewusste Menschen, bei denen sich bisher niemand erklären konnte, warum sie so schlechte Blutwerte und damit ein sehr hohes Risiko für Diabetes und Herzinfarkte haben. Inzwischen weiß man, wonach man suchen muss: nach Fett in der Bauchhöhle und vor allem in der Leber. Das viszerale Fett (nach dem Fachwort für die Eingeweide) macht sich manchmal durch ein kleines Bäuchlein am sonst dünnen Körper bemerkbar, aber längst nicht immer. Eine Untersuchung des Londoner Imperial College mit weiblichen Probanden zeigte, dass es im Inneren eines 84-Zentimeter-Bauches sehr verschieden aussehen kann. Es gab Frauen, die bei diesem Umfang 0,5 Liter Bauchhöhlenfett aufwiesen, während andere 4,3 Liter mit sich herumschleppten – das sind 860 Prozent mehr!

Die Experten nennen solche Menschen TOFIs von »Thin outside, fat inside«, also »Außen dünn, innen fett«. Man schätzt, dass 15 Prozent der Schlanken zu den TOFIs gehören. Eine von ihnen war Theresia Schmid, deren Geschichte Sie auf der folgenden Doppelseite lesen können. Offenbar liegt das Geheimnis des Risikos für Diabetes und Herzinfarkte weniger darin, wie viel Fett der Körper angehäuft hat, als darin, wo er es hortet: in den unteren Hautschichten oder an anderen Stellen. Wenn man der Fettleber auf die Spur kommen will, muss man sich also genauer angucken, wie der Körper mit einem Energieüberschuss umgeht.

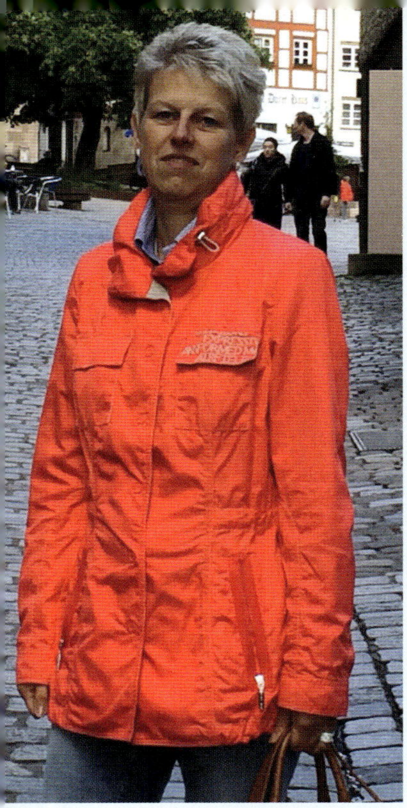

FALLGESCHICHTE
Theresia Schmid: Schlanke Figur, verfettete Leber

Obwohl ich nicht zu dick war und mich mit meinem Gewicht und meiner Figur wohlgefühlt habe, waren meine Blutwerte schon lange zu hoch. Als Gegenmaßnahme habe ich versucht, weniger gesättigte Fettsäuren zu essen und stattdessen mehr Olivenöl verwendet sowie Lachsölkapseln eingenommen. Auf die Kohlenhydrate habe ich dagegen gar nicht geachtet.

Theresia Schmid, 47 Jahre, Größe 1,74 m[11]

	Ausgangs-situation	Nach 2 Wochen fasten	Zielwerte
Gewicht:	69 kg	66 kg	
BMI:	23 kg/m²	22 kg/m²	20–25 kg/m²
Triglyceride:	410 mg/dl	84 mg/dl	< 150 mg/dl
LDL-Cholesterin:	164 mg/dl	95 mg/dl	130 mg/dl
LDL/HDL:	3,2	1,9	< 3
Fatty-Liver-Index:	79	25	< 35
GGT (Leberwert):	186 U/l	72 U/l	< 40 U/l

11 Details zur Bedeutung der Blutwerte erfahren Sie in Kapitel 11.

Bei einer Routineuntersuchung im Herbst 2013 waren die Blutwerte dann plötzlich extrem hoch, und mein Arzt sagte, er müsste mich eigentlich in die Leberambulanz überweisen. Doch wenn ich einverstanden wäre, könnte ich zuerst das Leberfasten[12] ausprobieren. Ich war sehr einverstanden, allein das Wort »Leberambulanz« hat mir Angst gemacht! Ich habe dann zwei Wochen lang dreimal täglich den Leberfasten-Shake getrunken und zweimal am Tag dazu etwas Quark, gedünstetes Gemüse oder eine große Schüssel mit Feldsalat gegessen. Ich wollte unbedingt alles richtig machen und habe daher sehr genau darauf geachtet, nicht zu viel Dressing zu nehmen und alles genau abgewogen. Sonst habe ich eigentlich nichts geändert. Ich war einmal pro Woche beim Turnen, und am Wochenende wandern mein Mann und ich sehr oft, aber das war schon immer so.

Erstaunlicherweise hat mir das Fasten überhaupt nichts ausgemacht; ich hatte keinen Hunger und trotz meines niedrigen Blutdrucks keinerlei Kreislaufprobleme. Ich war überhaupt nicht schlapp, im Gegenteil: Ich hatte richtig Power! Vielleicht lag es daran, dass ich so gut geschlafen habe wie schon lange nicht mehr. Auch die Blutwerte nach zwei Wochen zeigten mir, dass ich auf dem richtigen Weg war. Deshalb habe ich meine Ernährung danach grundsätzlich umgestellt und esse seitdem kohlenhydratarm. Zum Beispiel frühstücke ich jetzt nur noch eine Scheibe Brot und esse statt einer zweiten lieber ein Ei dazu. Beilagen wie Nudeln, Reis und Kartoffeln nehme ich nur noch selten. Ich vermisse eigentlich nichts, höchstens Kuchen – den mag ich sehr. Gelegentlich gönne ich mir ein Stückchen, aber dann gleich nach dem Frühstück oder dem Mittag, weil ich nicht mehr zwischendurch essen möchte. Das habe ich früher immer falsch gemacht, weil ich dachte, Obst oder Joghurt als Zwischenmahlzeit müsste doch gesund sein.

Inzwischen habe ich zehn Kilo abgenommen und bin damit bei meinem Gewicht von vor 18 Jahren. Die Leute wundern sich immer, dass ich trotzdem weiter so genau auf meine Ernährung achte, aber es geht mir ja gar nicht um meine Figur. Wenn ich nicht aufpasse, werden die Cholesterinwerte gleich schlechter, als man erwarten würde. Vermutlich liegt bei mir eine genetische Veränderung vor, die mich anfällig für Fettstoffwechselstörungen macht – das wird gerade untersucht. Ich will nicht dünner werden, ich will gesund bleiben!

---

12 Details zum Leberfasten als effektivste Methode, um innere Organe zu entfetten, erfahren Sie in Kapitel 14.

Lebenswichtige Energiereserven

Wenn Luft anhalten auch nicht mehr hilft, um den Hosenknopf zu schließen, möchte man sie verfluchen – die geniale Eigenschaft des Körpers, überschüssige Energie in Form von Fett in einem speziellen Gewebe der untersten Hautschicht speichern zu können. Kohlenhydrate eignen sich nicht gut für die Lagerhaltung, denn erstens gab es vor der Erfindung des Ackerbaus zu wenig davon und zweitens bindet jedes Gramm der Speicherform Glykogen drei Gramm Wasser an sich – das wäre zu viel unnötiger Ballast. Proteine werden in Körperstrukturen eingebaut, zum Beispiel als Enzyme oder Muskelgewebe oder notfalls zur Energiegewinnung genutzt. Doch das bedeutet immer wortwörtlich, an die Substanz zu gehen. Fett dagegen ist als Vorrat ideal: Es hat doppelt so viele Kalorien wie die anderen Nährstoffe, braucht vergleichsweise wenig Platz, und der Körper kann es für fast jeden Energiebedarf nutzen. Solange es nicht gebraucht wird, isoliert es den Körper obendrein gegen Kälte.

Bei normalgewichtigen, gesunden jungen Menschen befindet sich 80 Prozent des gesamten Körperfettes im Unterhautfettgewebe. Der überwiegende Rest dient als Baufett: Es hält die Organe in ihrer Position und polstert Strukturen wie Fußsohlen, Handballen, Wangen und Augäpfel. Wie groß der gesamte Fettanteil an der Körpermasse ist, hängt auch vom Geschlecht ab: bei Männern sind zwischen 15 und 20 Prozent normal, bei Frauen eher 22 bis 26 Prozent (dieses Plus formt die attraktiven weiblichen Rundungen und dient als Extrareserve für eine Schwangerschaft). Ältere Menschen weisen bei der hierzulande typischen Lebensweise jedoch meist höhere Fettanteile auf. Letztlich ist das aber alles nur Theorie. Wie hoch der Fettanteil des Körpers wirklich ist, können nur aufwendige Messungen verraten – und da erleben vor allem Leute, die noch an den BMI glauben, so manche Überraschung. Wenn man nämlich eine Reihe von Personen mithilfe eines MRT-Gerätes[13] durchleuchtet, stellt sich heraus: Der Körperfettgehalt kann sich von Mensch zu Mensch deutlich unterscheiden – selbst wenn sie den gleichen BMI aufweisen. In einer Studie untersuchte man Männer mit BMI 24 und fand Körperfettanteile von 8 Prozent (das sind dann die muskelbepackten Leistungssportler) bis 38 Prozent – und alles dazwischen! Die Werte der Frauen lagen weniger weit auseinander; hier fanden die Forscher bei einem BMI von 24 Körperfettanteile zwischen 30 und 44 Prozent. Bei Übergewichtigen können die Werte sogar noch deutlich höher liegen und Größenordnungen von weit über 50 Prozent erreichen.

---

13 Magnet-Resonanz-Tomograph

In jedem Kilo Fettgewebe sind etwa 7.000 Kalorien gespeichert.[14] Stellen Sie sich einen jungen, sehr schlanken Mann vor, mit einem Gewicht von 75 Kilogramm und 15 Prozent Körperfett, also umgerechnet 11 Kilo. Damit verfügt er über eine Reserve von 77.000 Kalorien und könnte gut einen Monat ganz ohne Nahrung überleben! Hätten unsere Vorfahren diese Eigenschaft nicht entwickelt, wäre aus der Geschichte der Menschheit wohl eher eine knappe Fußnote der Evolution geworden. Trotzdem mögen Sie jetzt leicht genervt einwenden, dass sich die Zeiten aber nun mal geändert haben und der einstige Evolutionsvorteil angesichts des heutigen Überflusses an Leckereien zum Nachteil geworden ist. Doch das stimmt nicht ganz, wie Sie gleich sehen werden. Falls Sie über Ihren Bedarf hinaus futtern und diesen Überschuss effektiv subkutan (also unter der Haut) deponieren können, haben Sie auch heute noch bessere Chancen auf ein langes Leben als Ihre Mitmenschen, die das nicht so gut können.

Wer hat das größte Risiko für einen vorzeitigen Tod?

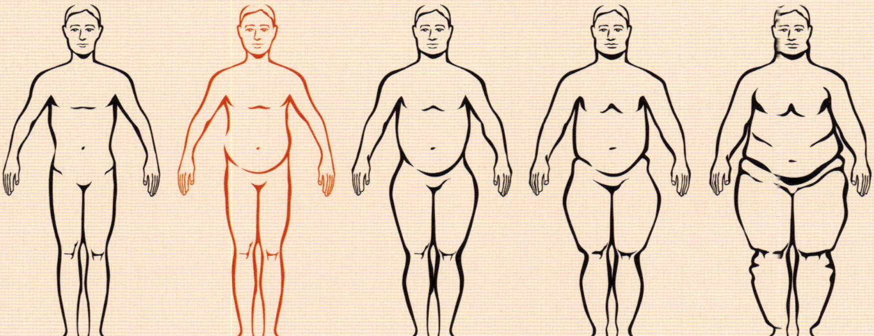

BMI 22	BMI 22	BMI 26	BMI 30	BMI 30
Taille 85 cm	Taille 101 cm	Taille 85 cm	Taille 85 cm	Taille 101 cm

Eine Studie hat über 15.000 Menschen mit einer Verengung der Herzkranzgefäße rund fünf Jahre beobachtet; etwa ein Drittel der Probanden sind innerhalb dieser Zeit gestorben. Die Forscher interessierten sich dafür, wer die schlechtesten Chancen hatte zu überleben. Wie Sie sehen: Es waren keineswegs die dicksten Teilnehmer, sondern die Dünnen mit wenig Muskeln, aber mit Bauch.

14 Fett hat zwar neun Kalorien pro Gramm, aber Fettgewebe besteht nicht komplett aus Fett.

Rettungsringe – im wahrsten Sinne des Wortes

Das Depotfettgewebe besteht aus Läppchen mit jeweils mehreren Fettzellen (Adipozyten), die zwischen 20 und 120 Mikrometern groß sein können – je nachdem, wie prall sie gefüllt sind. Ist ihre Aufnahmekapazität erschöpft, werden aus Vorläuferzellen neue Adipozyten gebildet. Lange dachte man, dass dieser Prozess eine Einbahnstraße sei und ein ehemals übergewichtiger Mensch für den Rest seines Lebens mit übermäßig vielen entleerten Fettzellen herumlaufen müsse, die gefüllt werden wollen und deshalb Hunger auslösende Signale aussenden. Inzwischen weiß man jedoch, dass das nicht stimmt. Wenn man es schafft, ein neues, geringeres Gewicht über etwa zwei Jahre zu stabilisieren, bilden sich die nicht benötigten Fettzellen zurück und werden abgebaut. Und auch wenn man nicht abnimmt, tauscht ein gesunder Körper pro Jahr etwa zehn Prozent seiner Fettzellen gegen neue aus.

Früher meinte man auch, das Fettgewebe sei lediglich ein simpler Füllsack, aber diese Ansicht hat sich gründlich geändert. Tatsächlich ist es das größte endokrine Organ des Körpers, das heißt, es schüttet ständig Gewebshormone und Botenstoffe aus und mischt sich dadurch in die Steuerung des Stoffwechsels und in unzählige andere Körperfunktionen ein. Bisher haben Forscher bereits über 100 solcher Botenstoffe namens

Auf- und Abbau von Fettgewebe

Die Zellen des Fettgewebes haben die Aufgabe, überschüssige Fettsäuren und Glukose aufzunehmen, in Triglyceridmoleküle umzuwandeln und in dieser Form zu lagern. Dieser Aufbau, die Lipogenese, wird von dem Hormon Insulin angeregt. Verschiedene andere Hormone wie Noradrenalin, Adrenalin, Kortisol und Glukagon signalisieren dagegen, dass Energie im Körper gebraucht wird und regen dadurch den Abbau des Fettes an, die Lipolyse. Unter ihrem Einfluss werden die Triglyceride wieder in ihre Bausteine gespalten und als »freie Fettsäuren« an das Blut abgegeben. Gebunden an das Transportprotein Albumin werden sie dann an die energiebedürftigen Zellen im Körper verteilt. So können sich die Fettzellen je nach aktueller Versorgungslage immer wieder füllen und dabei ausdehnen oder entleeren und dadurch schrumpfen. Ständig hohe Insulinkonzentrationen im Blut bringen das System jedoch in eine Schieflage, weil unter dem Einfluss dieses Hormons der Fettabbau gehemmt ist. Welche Folgen das hat, erfahren Sie in Kapitel 12.

Adipokine entdeckt. Umgekehrt reagieren die Fettzellen auch auf Botschaften aus dem Körper (siehe Kasten). Es leuchtet ein, dass das Fettgewebe gut durchblutet sein muss, um diesen regen Austausch zu ermöglichen. Und genau das kann zum Problem werden.

Denn was passiert, wenn man über längere Zeit so kalorienreich isst und trinkt, dass sich das Fettgewebe schnell ausdehnen muss und die Blutgefäße und Nerven nicht in gleichem Maße mitwachsen können? Dann ist die Durchblutung nicht mehr gewährleistet, die Zellen geraten in Sauerstoffnot und rufen um Hilfe. Das tun sie, indem sie Botenstoffe ausschütten, die eine Entzündungsreaktion auslösen. Dadurch wird sofort die Durchblutung angekurbelt und die Bildung neuer Blutgefäße angeregt. Außerdem werden die Fettzellen unempfindlich für das Hormon Insulin, sodass kein neues Fett mehr eingelagert werden kann. Das heißt: Die wichtigste Aufgabe der Fettzelle, nämlich die Fettspeicherung, funktioniert nicht mehr gut. Stattdessen entlassen die Fettzellen gespeichertes Fett in den Blutkreislauf, sodass es sich anderswo im Körper neue Speicherplätze suchen muss.

Der ganze Prozess ist als vorübergehende Notfallmaßnahme sehr sinnvoll, aber wenn die Ursache – die übermäßige Kalorienzufuhr – über längere Zeit bestehen bleibt, schaukelt sich die Entzündung immer weiter auf und wird chronisch. Die Folgen sind gravierend, denn erstens können sich dadurch auch andere Gewebe leichter entzünden und zweitens gerät der Stoffwechsel in eine gefährliche Schieflage, auf die wir im nächsten Kapitel noch ausführlich eingehen werden. Beides vergrößert das Risiko für einen Herzinfarkt oder Schlaganfall deutlich.

Doch es spielt nicht nur eine Rolle, wie schnell sich das Fettgewebe vergrößern muss, sondern auch, wie weit es sich überhaupt ausdehnen kann – das scheint weitgehend genetisch festgelegt zu sein. Wer also die Fähigkeit geerbt hat, bei einer zu kalorienreichen Ernährung einen ausladenden Hintern, mächtige Oberschenkel und üppige Speckrollen um die Taille auszubilden, ohne dass dadurch Entzündungen provoziert werden, besitzt immer noch einen Evolutionsvorteil. Das sind Rettungsringe im wahrsten Sinne des Wortes! Denn bei diesen Menschen lässt das chronische Plus an Kalorien den Stoffwechsel nicht so schnell entgleisen wie bei anderen. Auch bei Sabine Wickenkamp, deren Geschichte Sie auf der folgenden Doppelseite lesen können, war der Stoffwechsel trotz deutlichen Übergewichts lange noch in der Balance.

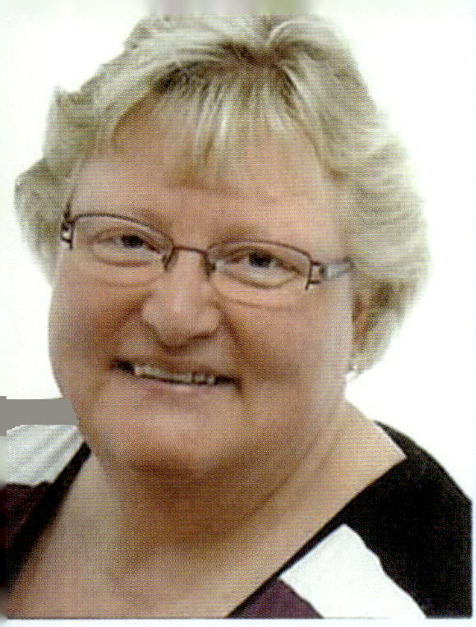

FALLGESCHICHTE

Sabine Wickenkamp: Starkes Übergewicht, lange gute Blutwerte

Anfang 2014 hatte mein Übergewicht dramatische Dimensionen angenommen, aber seltsamerweise waren meine Blutfett- und Blutzuckerwerte trotzdem immer noch halbwegs im grünen Bereich. Nur der Leberwert hatte sich seit einigen Monaten zunehmend verschlechtert, und im Februar war klar: Es muss etwas passieren, meine Gesundheit steht auf dem Spiel. Ich habe dann die zwei Wochen Leberfasten gemacht und in dieser Zeit wirklich nur den Shake getrunken, weil ich schon allein davon so satt war. Dazu noch Gemüse zu essen wäre mir zu viel gewesen.

Sabine Wickenkamp, 55 Jahre, Größe 1,71 m

	Ausgangssituation	Nach 2 Wochen fasten	Zielwerte
Gewicht:	147 kg	138 kg	
BMI:	51 kg/m^2	48 kg/m^2	20–25 kg/m^2
Bauchumfang:	150 cm	146 cm	< 80 cm
Cholesterin:	180 mg/dl	162 mg/dl	< 200 mg/dl
LDL/HDL:	2,5	2,0	< 3
Triglyceride:	156 mg/dl	116 mg/dl	< 150 mg/dl
Langzeitblutzucker: (HbA_{1c})	5,7 %	5,2 %	< 6 %
GGT (Leberwert):	56 U/l	47 U/l	< 40 U/l

Es war toll, zu sehen, wie sich die Blutwerte schon nach diesen zwei Wochen verbessert hatten, und natürlich freute mich auch, dass das Gewicht runter ging. Das hat mich motiviert, weiterzumachen, aber ehrlich gesagt: Mir hing der Vanillegeschmack des Leberfasten-Shakes zum Hals raus. Deshalb bin ich auf die Abnehmshakes des Anbieters umgestiegen, da hat man mehr Abwechslung – und das brauche ich schon. Sonst geht es mir richtig gut damit, zwei Mahlzeiten am Tag durch so ein Getränk zu ersetzen, das hätte ich nie gedacht. Die dritte ist immer ein Gericht ohne Kohlenhydratbeilagen, also viel Salat mit etwas Fisch, Geflügel oder anderem Fleisch.

Inzwischen bin ich etwa zehn Wochen dabei, und es sind schon 19 Kilo runter. Am meisten erstaunt mich, dass ich durch die Abwechslung bei den Geschmacksrichtungen wirklich nichts vermisse. Ich brauche das Brötchen am Morgen nicht mehr und auch nicht die Süßigkeiten – allerdings gerate ich schon allein deswegen nicht in Versuchung, weil ich einfach nichts mehr kaufe. Zum Glück ziehen mein Mann und mein Sohn mit. Falls die beiden überhaupt naschen, dann jedenfalls nicht in meiner Gegenwart. Ich fühle mich einfach super und bin schon viel beweglicher geworden. Ich mache jetzt zwei- bis dreimal pro Woche Aquafitness und drei- bis viermal eine ausgiebige Nordic-Walking-Tour, was ich bis vor Kurzem schon wegen meiner Gelenkschmerzen gar nicht hätte tun können – aber die sind jetzt weg. Trotz allem fällt es mir immer noch schwer, mich zum Sport aufzuraffen, da würde ich mir mehr Pfeffer wünschen. Aber ich bin entschlossen weiterzumachen, mein nächstes großes Ziel liegt darin, auf 95 Kilo zu kommen. Das wird viele Monate dauern, aber das ist mir egal; ich halte das Programm auch noch bis übernächstes Jahr durch.

Gefährlicher Bauchspeck

Manche Menschen sind genetisch eher dazu veranlagt, das Fett nicht in der Unterhaut, sondern in der Bauchhöhle zu lagern. Vor allem unter Männern ist diese Form der Fettspeicherung verbreitet – vielleicht, weil sie mehr Bewegungsfreiheit für die Jagd erlaubt hat. Es ist jedoch unwahrscheinlich, dass unsere Vorfahren aus der Zeit der Jäger und Sammler jemals eine richtige Wampe entwickelt haben, wie man sie heute so oft sieht. Sie erinnern sich an den prallen Medizinball im Bauch? Dieser Eindruck entsteht dadurch, dass das Fett zwischen den Eingeweiden unter den Bauchmuskeln zusammengepresst ist und diese nach vorn wölbt, statt das Unterhautfettgewebe zu den besagten Rettungsringen zu formen.

Das Fett in der Bauchhöhle zu horten ist deshalb problematisch, weil die Zellen dort sehr groß werden und deshalb schneller und lauter um Hilfe schreien – also die Auslöser einer Entzündung aussenden. Außerdem reagieren sie stärker auf Stresshormone wie Adrenalin und Kortisol. Das ist ideal, wenn man schnell Energie mobilisieren muss, um vor einem Säbelzahntiger wegzulaufen – doch bei zehn Stunden konstanter Jobhektik an mindestens fünf Tagen pro Woche, die sich nie in Kampf oder Flucht (sprich: kalorienverheizende Bewegung) entlädt, ist es dagegen fatal. Statt brav im Unterhautfettgewebe zu lagern, kreisen die aus dem Bauchspeck mobilisierten Fette ungenutzt im Blutstrom und suchen neue Speicherorte. Chronischer Stress macht Bauchspeck aber nicht nur gefährlicher, sondern sorgt auch dafür, dass noch mehr Fett vor allem in der Bauchhöhle statt im Unterhautfettgewebe abgelagert wird. Die gute Nachricht: Beim Abnehmen schmilzt das gefährliche viszerale Fett auch schneller dahin als sein gutmütigeres Pendant unter der Haut.

Wenn die Bauchhöhle mit Fett vollgestopft ist, wundert es nicht, dass auch die Organe dort verfettet sind. Anders als zunächst vermutet, ist der Bauchhöhlenspeck aber nicht die Ursache für das Infarktrisiko, sondern lediglich ein Begleitphänomen des eigentlichen Problems, nämlich der Verfettung von Leber, Herz und Arterien.

Wenn Fett sich im Körper verirrt

Irgendwann ist die Speicherkapazität der Fettzellen unter der Haut also erschöpft, aber die überschüssige Energie muss ja immer noch irgendwo hin. Stellen Sie sich eine Tasse vor, die schon bis zum Rand mit Kaffee gefüllt ist, ohne dass der Zustrom aus der Kanne nachlässt: Das schwarze

Gebräu wird erst die Untertasse in eine Pfütze verwandeln, sich dann auf der Tischplatte ausbreiten, in verborgene Ritzen fließen, von dort auf den Boden tropfen und so weiter. Genauso ist es auch mit dem Fett, das aus überschüssigen Kalorien gebildet wird – es landet in Geweben, die für eine massive Fetteinlagerung eigentlich überhaupt nicht geeignet sind. Man spricht von »verirrtem« oder ektopem Fett. Leber, Bauchspeicheldrüse, die Muskeln, das Herz, die Nieren und sogar die Knochen können verfetten. Man muss kein Medizinstudium hinter sich haben, um sich vorstellen zu können, dass das nicht ohne unangenehme Folgen bleiben kann. Damit wird sich Kapitel 12 im Detail beschäftigen.

Doch die erschöpfte Speicherkapazität des Fettgewebes ist nur einer von mehreren Gründen, warum Fett auf Abwege geraten kann. Von besonderer Bedeutung ist die Reaktion der Zellen auf das Hormon Insulin, mit der wir uns im folgenden Kapitel eingehender beschäftigen werden.

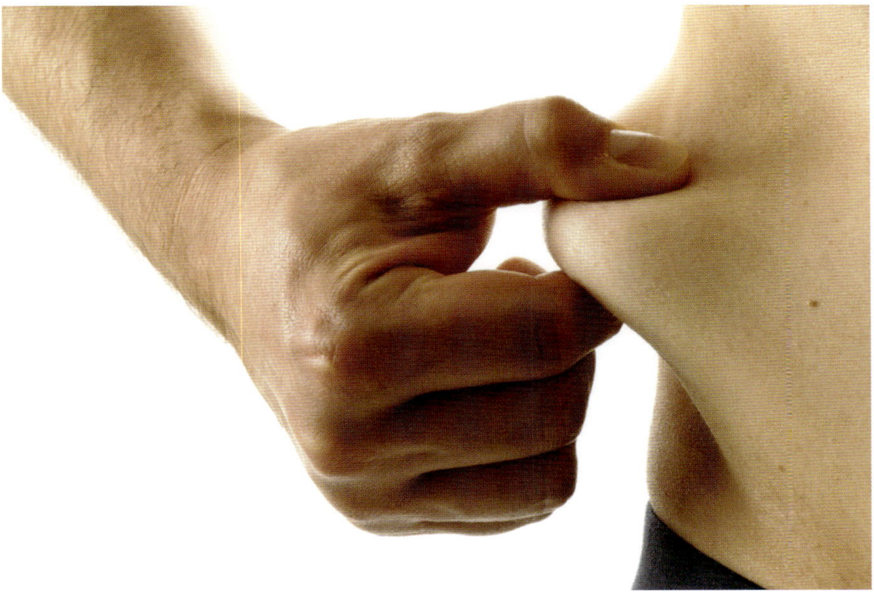

KAPITEL 9 – INSULINRESISTENZ: SIGNALE OHNE WIRKUNG

Im Kapitel über die Kohlenhydrate haben Sie bereits etwas von der Insulinresistenz gehört, also einem Zustand, in dem Zellen gegenüber diesem Hormon aus der Bauchspeicheldrüse unempfindlich werden. Das Phänomen ist die Ursache dafür, dass aus Kohlenhydraten verstärkt Fett neu gebildet und dann in der Leber eingelagert wird. Ob Sie ein hohes Risiko haben, eine Fettleber, Diabetes und Herz-Kreislauf-Erkrankungen zu entwickeln, hängt entscheidend davon ab, ob Ihre Zellen insulinsensitiv sind, also korrekt auf das Insulinsignal reagieren.

Dabei ist die Möglichkeit, eine Insulinresistenz entwickeln zu können, eine wichtige Eigenschaft des Körpers. Sie wird immer dann nötig, wenn in Ausnahmesituationen – zum Beispiel eine akute Infektion oder eine Schwangerschaft – die schnell verfügbare Energie des Blutzuckers zu besonders bedürftigen Zellen umgeleitet werden muss. Die veränderte Stoffwechsellage ist also eigentlich dafür da, effektiver mit einer spärlichen Ressource umzugehen. Zum Problem wird sie dann, wenn sie von einem Übermaß an Kohlenhydraten in der Ernährung begleitet wird und außerdem keine Ausnahme mehr darstellt, sondern zum Dauerzustand geworden ist. Welche Umstände eine Insulinresistenz begünstigen und dadurch die in Deutschland normale und sogar die offiziell empfohlene Ernährungsweise gefährlich machen, wird dann in Kapitel 10 näher behandelt.

Das heikle Management des Blutzuckers

Insulin ist eines der wichtigsten Hormone im Körper; benannt ist es nach den Inselzellen[15] der Bauchspeicheldrüse. Von diesen bilden allerdings nur 65 bis 80 Prozent tatsächlich Insulin – das sind die beta-Zellen – der Rest produziert Glukagon (alpha-Zellen). Die Hauptaufgabe des Insulins besteht darin, Glukose vom Blut in die Zellen zu schleusen und der Leber zu melden, dass der dort gespeicherte Zucker (Glykogen) derzeit nicht benötigt wird. Dagegen gibt Glukagon grünes Licht dafür, den Zucker aus den Leberzellen in den Blutstrom zu entlassen. Solange noch viel Glukose von den kürzlich verzehrten Bratkartoffeln, dem Butterbrot oder der Apfelschorle im

15 Nach ihrem Entdecker oft auch Langerhanssche Zellen genannt.

Blut kreisen und entsprechend die Insulinkonzentration im Blut hoch ist, halten die alpha-Zellen ihr Glukagon zurück, weil ja auch ohne den Beitrag aus der Leber genug Blutzucker vorhanden ist.

Je mehr von der Glukose aus der Blutbahn in die Zellen von Muskeln, Leber, Gehirn oder Fettgewebe eingeschleust worden ist, desto weniger Insulin wird benötigt. Also fischt die Leber das Hormon aus dem Blut heraus und baut es ab. So sinkt also zuerst die Konzentration von Glukose im Blut und kurz danach auch die des Insulins. Droht die Blutzuckerkonzentration jedoch zu niedrig zu werden, aktiviert dies die Ausschüttung von Glukagon, und auf diese Signale hin gibt die Leber etwas von ihrem gespeicherten Zucker an das Blut ab. Das regt dann nachfolgend die Ausschüttung von Insulin an, sodass wieder Zucker in die verschiedenen genannten Zellen geschleust wird. Das Insulin regelt daraufhin die Glukagonabgabe erneut herunter, und die Leber stellt die Zuckerabgabe aus den Speichern ein. In einem gesunden Körper funktioniert dieses Auf und Ab wie der Tanz eines perfekt aufeinander eingespielten Paares.

Wie Sie bereits wissen, ist Glukose für den Körper lebensnotwendig (wenn auch nur in geringen Mengen), aber in hohen Konzentrationen auch schädlich. Wenn sie nicht schnell aus dem Blut entfernt wird, entstehen Schäden an den roten Blutkörperchen, den Innenwänden der Gefäße sowie an Nerven und Sinneszellen. Deshalb hemmt Insulin die Fettnutzung und sorgt so dafür, dass die aus den Kohlenhydraten gewonnene Glukose nach einer Mahlzeit Vorfahrt hat.[16] Sobald der Blutzucker als Glykogen in Muskel-, Hirn- und Leberzellen geparkt ist, kann das Fett wieder seine Rolle als wichtigster Energielieferant spielen.

So lief es jedenfalls ab, als sich in der Evolution die Schrittfolge für den Glukosetanz entwickelt hat. Für Jäger und Sammler gab es nur wenig Quellen, die reichlich Kohlenhydrate lieferten: reife Früchte, Wurzeln und gelegentlich Honig. Der Körper hatte also über Jahrtausende keinen Grund, sich für einen lang anhaltenden Überfluss an Glukose zu wappnen – viel wichtiger war eine Choreographie für den Fall, dass in einigen Geweben plötzlich deutlich mehr Blutzucker gebraucht wird als

---

16 Noch größere Priorität als Glukose hat allerdings der Alkohol. Seine Kalorien werden grundsätzlich zuerst verwertet; so lange müssen sich alle anderen Nährstoffe hinten anstellen.

üblicherweise. Typische Situationen, in denen ein solcher Mehrbedarf entsteht: ein Kind entwickelt sich im Mutterleib, der Körper wurde verletzt, das Immunsystem muss den Angriff eines Erregers bekämpfen oder eine Entzündung bewältigen. In diesen Fällen werden Gene aktiviert, welche vor allem die Muskel- und Fettzellen taub für das Insulinsignal machen. Weil der Blutzucker dann nicht dorthin entschwindet, steht deutlich mehr für die akut wichtigeren Aufgaben zur Verfügung. Fällt Ihnen etwas auf? Entzündungen provozieren Insulinresistenz! Das gilt auch dann, wenn diese von einem zu üppig wachsenden Fettgewebe ausgehen.

Wenn die Speicher voll sind

Der wesentliche Unterschied zwischen dem Jäger von einst und dem Homo Toffifee der Neuzeit besteht darin, dass sich bei unseren Vorfahren durch die Insulinresistenz der Gesamtbedarf an Insulin nicht erhöht hat. Denn die wenigen Kohlenhydrate benötigen kaum Insulin. So ist Insulinresistenz bei einer eher knappen Kohlenhydratversorgung völlig problemlos. Ganz anders sieht die Sache aus, wenn sich die Muskeln gegen das Insulinsignal verschließen, während ständig immens viel Glukose aus der modernen zucker- und stärkereichen Kost angeliefert wird.

Was dann? Wie gesagt: Der Zucker ist gefährlich und muss raus aus dem Blut. Das Gehirn erkennt, dass die im Blut kreisende Insulinmenge dafür nicht reicht und sendet das Signal an die Bauchspeicheldrüse: mehr Insulin ausschütten! Das tut diese auch (sofern sie dafür noch fit genug ist), und mit dieser Extraportion Insulin wird der Körper dann doch noch mit dem Blutzucker fertig. Dabei können die Betroffenen Insulinmengen ausschütten, die fünf- oder sogar zehnmal höher liegen als das, was ein Gesunder für die gleiche Menge Glukose im Blut benötigen würde – aber sie spüren nichts davon. In diesem Stadium der Störung sind auch keine überhöhten Zuckerwerte im Blut messbar, denn der Körper bewältigt seine Aufgaben ja noch – aber eben nur mit riesigen Mengen Insulin. Je länger diese Überlastung andauert, desto schwieriger ist es jedoch für die Bauchspeicheldrüse, damit fertig zu werden.

Um der Insulinresistenz auf die Spur zu kommen, muss man mit einer genormten glukosehaltigen Testlösung einen Blutzuckeranstieg provozieren und dann mehrfach die Insulinkonzentration im Blut bestimmen. Wenn der Blutzuckerspiegel nach zwei Stunden zwar normal ist, man aber dafür deutlich mehr Insulin benötigt hat als ein Gesunder, ist man insulinresistent. Eine einfachere aber auch längst nicht so aussagefähige Methode bietet der sogenannte HOMA-Index. Er beruht auf dem Verhältnis von Blutzucker- und Insulinspiegel im nüchternen Zustand und gibt die Wahrscheinlichkeit einer Insulinresistenz (vor allem der Leber) wieder. Die Details zu beiden Testmethoden finden Sie in Kapitel 11.

Der ständige Überbedarf an Insulin belastet allerdings nicht nur die Bauchspeicheldrüse, sondern zieht noch andere gravierende Probleme nach sich. Sie erinnern sich: hohe Insulinkonzentrationen im Blut hemmen die Fettverbrennung und stimulieren zudem Gene, welche die Umwandlung von Kohlenhydraten zu Fett fördern. Genau diese Bedingungen fördern die Verfettung der Leber. Obendrein regt Insulin als potentes Wachstumshormon die Bildung von Signalstoffen an, die auch Krebszellen zur Teilung anspornen. Dadurch vergrößert sich die Gefahr, bösartige Tumore zu entwickeln.

Aus den Augen, aus dem Sinn?

Doch wo genau landet die Glukose, wenn sie durch Extraportionen Insulin schließlich doch noch aus dem Blut geschleust werden kann? Das hat lange niemanden interessiert – Hauptsache, die gefährliche Fracht ist aus dem Weg, der Blutzucker »normal« und die Gefahr von Schäden an Blutgefäßen und Nervenzellen erst einmal gebannt. Tatsächlich ist die Antwort ungeheuer wichtig für die Frage, ob man die Radieschen vorzeitig von unten angucken muss oder die Chance bekommt, den Urenkeln Geschichten vorzulesen. Wissenschaftler der Yale-Universität haben sich die Mühe gemacht und genau hingeguckt. Falls Sie der genaue Aufbau des Versuches interessiert und Sie die Auflösung deshalb jetzt noch nicht wissen wollen, sollten Sie zuerst den Kasten auf Seite 72 lesen. Allen anderen sei das Ergebnis hier schon verraten: Wenn eine Insulinresistenz vorliegt, kann aus dem Blutzucker kaum mehr Glykogen gebildet werden (siehe Seite 67).

Das ist der Einstieg in eine gefährliche Abwärtsspirale, denn je mehr Fett in der Leber abgelagert wird, desto mehr leidet ihre Empfindlichkeit für das Insulinsignal – sie wird also selbst zunehmend insulinresistent! Wie Sie ja am Anfang dieses Kapitels gelesen haben, ist Insulin für eine gesunde Leber das Signal, das gespeicherte Glykogen nicht anzurühren – der Körper ist ja gerade ausreichend mit Zucker versorgt. Ist die Leber aber unfähig, dieses Signal wahrzunehmen, verhält sie sich so, als ob

Auf der Suche nach der verschwundenen Glukose

Mit einer aufwendigen Suchaktion haben Forscher der Universität Yale 24 junge Menschen gefunden, die schlank und gesund waren, nicht rauchten und ein eher gemütliches Leben führten mit Schreibtischjobs und ohne sportliche Ambitionen. Dann wurde mithilfe einer süßen Testflüssigkeit auf nüchternen Magen und entsprechenden Bluttests ermittelt, welche der Probanden insulinresistent waren – die Hälfte! Bei ihnen wurde in weiteren Untersuchungen der Anteil von Knochen, Muskeln und Fettgewebe ermittelt und auch, wo sich das Fett befindet. Dann wurden passende Kandidaten für eine Kontrollgruppe gesucht, die sich in Alter, Größe, Gewicht, BMI, Fettmasse, Blutdruck und Blutwerten nicht von dem »dreckigen Dutzend« unterschied, aber normal auf Insulin reagierte.

Alle Kandidaten wurden drei Tage lang verköstigt, um gleiche Ausgangsbedingungen zu schaffen. Das Essen war nach gängigen Maßstäben »ausgewogen« (also fettarm und kohlenhydratbetont) und passte genau zum Energiebedarf der jeweiligen Versuchsperson. Am Morgen des vierten Tages begann der eigentliche Test. Alle wurden nochmals genau vermessen und bekamen dann flüssige Testmahlzeiten, in denen die Kohlenhydrate mit harmlosen radioaktiven Isotopen markiert waren. So würde man sie später im Körper wiederfinden können. Auch diese Shakes waren kohlenhydratbetont, aber diesmal lag der Energiegehalt 25 Prozent über dem Bedarf der Probanden. Da sich die Ärmsten nicht bewegen durften und sogar mit dem Rollstuhl zur Toilette gefahren wurden, konnten diese Extrakalorien schön ansetzen.

Gespannt suchten die Forscher später, wo es radioaktiv aufleuchtete. Waren die Kohlenhydrate in die Glykogenspeicher von Muskeln und Leber geschafft worden, wo sie hingehören? Ja – bei den Insulinsensitiven. Dagegen hatten die insulinresistenten Probanden dort nur eine geringe Menge Glukose unterbringen können; in den Muskeln zum Beispiel 60 Prozent weniger als die Kontrollgruppe. Und das, obwohl sie doppelt so viel Insulin mobilisiert hatten! Wo mochte der Blutzucker nur gelandet sein? Auch in der Leber – aber als Fett! Außerdem lagen die Triglyceridspiegel, also die frei im Blut herumstromernden Fette, bei ihnen 60 Prozent höher als bei den Sensitiven.

es ein akutes Glukosetief gäbe. Um diesen (in Wirklichkeit ja gar nicht existierenden) Mangel auszugleichen, entsendet sie munter ihren Speicherzucker ins Blut. Häufig ist in dieser Situation der Blutzucker schon ohne diesen Extraschwapp hoch, weil die letzte Mahlzeit mit reichlich Kohlenhydraten noch nicht lange her ist. Das unwillkommene Plus aus der Leber erhöht den Insulinbedarf dann noch mal drastisch. Aber auch in der Nacht reagiert die insulinresistente Leber nicht auf das (Basis-)Insulin im Blut und schüttet ständig zu viel Zucker ins Blut aus. Dadurch kommt es zu dem messbar erhöhten Nüchternblutzucker am Morgen, der Ärzte aufmerken lässt und bereits eine Vorstufe für Diabetes darstellt.

Dieser Teufelskreis bekommt zusätzlichen Schwung von einem zweiten. Je mehr neugebildetes Fett der Leber aufgehalst wird, desto mehr bemüht sie sich, es wieder los zu werden und schickt es auf Extrarunden durch den Körper. Wenn dieses Fett aber nirgendwo verbraucht werden kann und wegen der Insulinresistenz der Unterhautfettzellen auch dort keinen Parkplatz findet, verirrt es sich in andere Gewebe – beispielsweise in die Bauchspeicheldrüse. Dadurch wird auch sie taub für die Insulinbotschaften. Die Folge: Die alpha-Zellen spüren nicht, dass genug Zucker im Blut ist und schütten ständig unnötigerweise Glukagon aus. Dieses Hormon treibt die Leber noch stärker dazu an, ihren Speicherzucker in den Blutkreislauf zu entlassen. Obendrein können auch Gehirnzellen durch verirrtes Fett insulinresistent werden und dadurch falsche Botschaften aussenden, die Leber und Bauchspeicheldrüse dazu zwingen, einen Zuckermangel auszugleichen, den es in Wahrheit überhaupt nicht gibt.

Dieses Drama kann sich jahrelang im Stillen immer weiter aufschaukeln – solange die Bauchspeicheldrüse diesen massiv überhöhten Anforderungen standhält und weiter genug Insulin produziert. Bei überraschend vielen Menschen schafft sie das, und dafür müsste man diesem hart schuftenden Organ wirklich mehr Respekt zollen. Doch sobald sie eines Tages nachlässt und einfach nicht mehr genug Insulin liefern kann, bekommt die Sache einen neuen Namen: Diabetes, früher auch »Zuckerkrankheit« genannt.

Mit dem Alter kommt die Insulinresistenz

Früher trat Diabetes Typ 2 vor allem bei Senioren auf. Die tiefere Ursache dafür liegt offenbar darin, dass allein das Alter die Entwicklung einer Insulinresistenz fördert. Diesen Schluss legt einen Versuch nahe, den ebenfalls die Forschergruppe der Universität Yale durchgeführt hat. Sie verglichen gesunde, normalgewichtige Probanden, die sich nur in ihrem Alter unterschieden und im Mittel entweder 73 oder 26 Jahre alt waren. Wie bei den bereits geschilderten Versuchen bekamen die Versuchspersonen eine radioaktiv markierte kohlenhydratbetonte Kost, die 25 Prozent über ihrem Bedarf lag, ohne dass sie sich bewegen durften. Die Analyse ergab: Trotz der identischen Ausgangsbedingungen haben die Senioren 45 Prozent weniger Glukose in die Muskeln eingebaut als die jungen Menschen, aber deutlich mehr neues Fett aus den Kohlenhydraten gebildet und überwiegend in der Leber abgelagert. Das Fettplus in dem Organ war bei den Älteren doppelt so hoch!

Natürlich können Sie gegen das Altern an sich nichts machen, aber die damit einhergehende Tendenz zur Insulinresistenz und zur Fettleber können Sie sehr wohl bremsen – mit Kraftübungen. Wie wichtig diese Form des Trainings gerade für ältere Menschen ist, soll in Kapitel 15 vertieft werden.

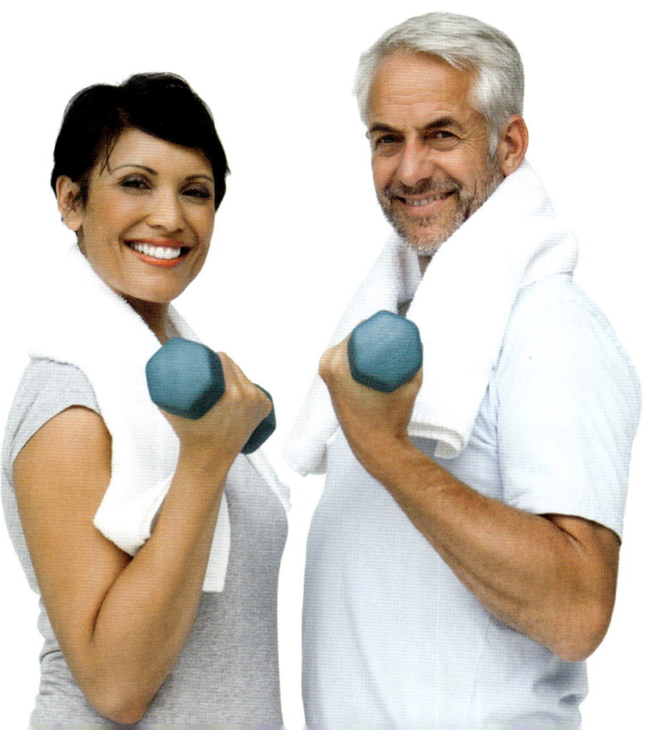

KAPITEL 10 – WENN KOHLENHYDRATE NICHT GENUG ZU TUN BEKOMMEN

Eine Insulinresistenz von Muskel-, Hirn- und Fettzellen stellt also die Weichen in Richtung Fettleber um, und ein Übermaß an Kohlenhydraten in der Ernährung ist entscheidend an dieser Entwicklung beteiligt. Doch wo liegt die Grenze, wie viele Kohlenhydrate kann man sich gefahrlos erlauben, ohne dass der Stoffwechsel aus dem Ruder läuft? Die Antwort auf diese Frage ist komplex, denn sie hängt von einer ganzen Reihe verschiedenster Faktoren ab, nicht zuletzt von der individuellen Genetik. Wichtig ist aber auch, ob jemand sich viel bewegt und ob das Körpergewicht stabil ist oder Jahr für Jahr steigt.

Für Sie persönlich bedeutet das: Wenn Sie (noch) insulinsensitiv sind, haben Sie Ihre individuelle Kohlenhydratgrenze (bisher) höchstens gelegentlich überschritten. Sind Sie aber insulinresistent oder haben gar bereits übermäßig viel Fett in der Leber eingelagert, befinden Sie sich schon lange auf vermintem Gelände – egal, ob Sie übergewichtig sind oder nicht. Wie Sie bestimmen können, wo Sie stehen, erfahren Sie dann in Kapitel 11.

Warum Weihnachten so gefährlich ist

Damit kein falscher Eindruck entsteht: Auch wenn Übergewicht nicht in jedem Fall den Stoffwechsel aus der Balance bringt, ist es doch keineswegs egal, ob man schlank bleibt oder mit jedem Geburtstag einen neuen »Jahresring« anlegt. Tatsächlich kann sich die Insulinsensitivität schon durch ein paar Kilos mehr auf den Rippen deutlich verschlechtern, ergab ein Versuch der Technischen Universität München. Dafür wurden zehn junge, schlanke Freiwillige mit einem BMI von etwa 22 gefunden. Ein Test belegte, dass alle insulinsensitiv waren und dann ging es los. Sie sollten weiterleben wie bisher, dabei allerdings rund 300 bis 500 Kalorien täglich mehr essen und dadurch zunehmen. Das fiel einigen interessanterweise gar nicht so leicht, aber sobald sie mehr Säfte und Limonaden in ihre Ernährung einbauten, konnten sich auch ihre Körper nicht länger wehren. So nahmen alle innerhalb von viereinhalb Monaten etwa sechs Kilo zu. Der neue BMI lag damit bei 24 – ein als völlig problemlos geltender Wert. Doch der Bluttest brachte es an den Tag: Plötzlich benötigten ihre Körper deutlich mehr Insulin als vorher, um mit einer definierten Menge Glukose fertig zu werden. Sie waren jung, hatten nur ein wenig zugenommen und waren immer noch normalgewichtig, aber trotzdem bereits insulinresistent.

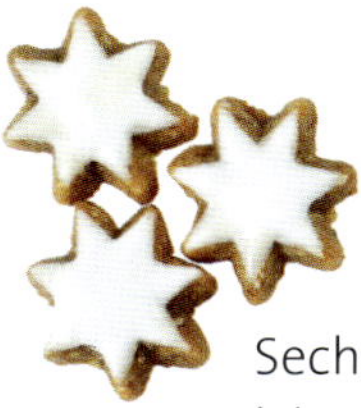

Sechs Kilo bei einer Körpergröße von durchschnittlich 1,80 Meter – das ist nicht gerade viel. Falls Sie kleiner sind, könnte sogar eine geringere Gewichtszunahme ausreichen, um Ihren Stoffwechsel aus der Balance zu schubsen. Bestimmt haben Sie mehr als einmal an Neujahr betrübt auf der Waage gestanden, weil der Vormonat ein nicht enden wollender Reigen von Weihnachtsfeiern, Adventsleckereien, Festessen und Silvesterparty war. Aber es kommt noch schlimmer: Man muss nicht einmal zunehmen, um insulinresistent zu werden! Es kann schon reichen, wenn Sie wegen einer Verletzung, einer beruflichen (oder vorweihnachtlichen!) Stressphase oder aus purer Trägheit weniger Sport gemacht haben als gewohnt. Das haben Wissenschaftler vom Copenhagen Muscle Research Centre in einer Untersuchung zeigen können.

Kein Sport ist (Selbst-)Mord

Um den Einfluss von zu wenig Bewegung zu erforschen, haben die Wissenschaftler zwölf Männer (jung, gesund, schlank, sportlich und insulinsensitiv) für eine Woche ins Bett gesteckt. Sie durften täglich bestenfalls fünf Stunden sitzen, aber keinen Schritt gehen – nicht mal aufs Klo. Währenddessen durften sie von der Krankenhauskost – wie üblich fettarm und kohlenhydratbetont – so viel essen, wie sie wollten. Zugenommen hatte nach den sieben Tagen zwar niemand, aber bereits innerhalb dieser kurzen Zeit hatte sich der Stoffwechsel der Muskeln deutlich verändert und sie waren insulinresistent geworden.

Nun mögen die Umstände dieses Versuchs drastisch erscheinen – Wann verbringt man schon eine ganze Woche im Bett? – aber der Unterschied zum Alltag vieler Menschen ist viel geringer, als man glauben mag. Vielleicht würden auch Sie einen gewaltigen Schreck bekommen, wenn Sie zum ersten Mal einen Schrittzähler nutzen und kontrollieren, wie viele Meter Sie üblicherweise zu Fuß unterwegs sind. Stellen Sie sich doch mal einen typischen Tag als Kreisdiagramm vor: Wie groß sind die Tortenstücke für Liegen und Sitzen? Falls Sie einen Schreibtischjob haben, können locker zwei Drittel Ihrer persönlichen Grafik damit ausgefüllt sein. Dann kommt noch das Sitzen bei der Fahrt zum Arbeitsplatz hinzu, bei den Mahlzeiten, vor Fernseher- und Computerbildschirmen, beim Lesen, beim Treffen mit Freunden …

Dass sich die Muskeln bei Untätigkeit für das Insulinsignal verschließen, hat zwei Gründe. Zum einen verändert sich die Enzymausstattung ihrer Zellen – der Körper baut eben ab, was nicht benutzt wird. Sie verfügen dann über weniger von den Proteinen, die Glukose in die Zellen hineinschleusen können und auch die Möglichkeiten, die Energie der Nährstoffe in Bewegung umzusetzen, werden schlechter. Zum anderen wirkt sich aber auch der Effekt aus, der schon mehrfach angesprochen wurde: Bei einer üppigen Versorgung mit Kohlenhydraten sind die Glykogenspeicher einfach voll, wenn die Muskeln nichts zu tun bekommen. Von den Vorräten wird ja kaum etwas genutzt. Sie erinnern sich: In dieser Lage fährt der Körper die Insulinausschüttung hoch und wandelt viel von der Glukose in Fett um, das vor allem in der Leber geparkt wird. Ändert sich nichts an der Situation »Viel Kohlenhydrate, wenig Bewegung« wird das Fett auch auf unphysiologische Weise in den Muskeln abgelagert und verschlechtert deren Insulinsensitivität dadurch weiter.[17] Schon wieder ein Teufelskreis.

Langfristig verändert sich sogar die Struktur der Muskeln, und die schnell kontrahierenden weißen Fasern, die auf die Verwertung von Kohlenhydraten spezialisiert sind, nehmen zu. Das hört sich erst mal gut an, bedeutet aber, dass die Muskeln weniger Fett aus dem Blut aufnehmen und als Energiequelle nutzen können – es muss also irgendwo anders geparkt werden. Da unter den geschilderten Bedingungen oft auch die Fettzellen unter der Haut insulinresistent sind, scheidet die Ablagerung in den Speckgürteln weitgehend aus. Inzwischen wissen Sie schon, was dann passiert: Das Fett irrt im Körper herum und landet in der Leber und schließlich auch in anderen Organen. Die gute Nachricht: Weder eine Woche Bettlägerigkeit noch längere schlaffe Lebensphasen treiben Ihren Stoffwechsel für immer in den Ruin. Sie können jederzeit das Ruder herumreißen, indem Sie aktiver werden. Das haben die Forscher der Yale-Universität gezeigt, die Sie bereits im vorherigen Kapitel kennengelernt haben.

Die Wissenschaftler haben wieder ihr »dreckiges Dutzend« rekrutiert: jung und schlank, aber bereits insulinresistent. Die Bedingungen waren die gleichen wie im bereits geschilderten Test (Seite 72); es gab also drei Vorlauftage, dann bekamen die Probanden radioaktiv markierte Testmahlzeiten, die insgesamt 25 Prozent über ihrem Kalorienbedarf lagen. Auch diesmal mussten sie faul im Bett herumdümpeln, mehr Action gab es erst unmittelbar vor der zweiten Testmahlzeit: Jeder musste seine Muskeln dreimal je 15 Minuten auf einem Ellipsentrainer arbeiten lassen.

17 Die Muskeln eines gut trainierten Sportlers lagern auch Fett ein, aber auf gesunde Weise. In diesem Fall handelt es sich um eine nützliche Anpassung, weil so der Treibstoff für die Muskeln schneller einsatzbereit ist.

Die Intensität lag bei knapp 80 Prozent der maximalen Herzfrequenz, also im mittleren Bereich. Zwischen den Sätzen durften sie jeweils fünf Minuten ruhen. Das Ergebnis: Trotz des Überangebots an Kalorien und an Kohlenhydraten hat die Dreiviertelstunde Training die Insulinresistenz der Muskeln durchbrochen. Die Probanden konnten danach dreimal mehr Zucker in die Muskelzellen einlagern als unter den faulen Bedingungen und deponierten umgekehrt 40 Prozent weniger Fett in der Leber. Weitere Untersuchungen zeigen, dass Sport zudem die Fähigkeit des Körpers unterstützt, bei einem Kalorienüberschuss das Fett dort abzulegen, wo es hingehört: unter die Haut. Im Extremfall kommt dann die Figur eines Sumoringers dabei heraus. Ob man das attraktiv findet, ist eine Sache – es ist aber gesünder als schlank auszusehen und stattdessen mehr Fett in die Bauchhöhle und die Organe zu verfrachten. Das alles zeigt, wie wahr der altbekannte Spruch ist: »Lieber fett und fit als schlank und schlaff.«

Lassen Sie sich kein Gummibärchen aufbinden

Bei allen Versuchen, von denen bisher die Rede war, wurden die Probanden mit dem versorgt, was immer noch als gesunde und ausgewogene Nährstoffmischung gilt: fettarm und reich an Kohlenhydraten (konkret: mindestens 50 Prozent der täglichen Nahrungskalorien). Dahinter steckt unter anderem der Glaube, dass aus Kohlenhydraten erst dann Fett gebildet wird, wenn man mehr als 500 Gramm davon isst. Und so wurde von hochrangigen Experten allen Ernstes behauptet, von Gummibärchen und ähnlichem Zuckerzeug dürfe man bedenkenlos naschen – ist ja kein Fett drin! Leider war das blühender Unsinn. Kohlenhydrate werden vom Körper jederzeit in Fett umgewandelt, wenn er nichts anderes damit anfangen kann. Bei insulinresistenten Menschen reichen dafür schon vergleichsweise geringe Mengen, aber wenn man den Kohlenhydratanteil nur hoch genug treibt, dann wird die Fettneubildung auch bei den Insulinsensitiven angeheizt.

Das zeigte eindrucksvoll eine Studie der University of California in Berkeley, in der zunächst drei Gruppen verglichen wurden: normalgewichtig-insulinsensitiv, übergewichtig-insulinsensitiv und zudem übergewichtig-insulinresistent. Fünf Tage lang erhielten die Probanden eine auf ihren Energiebedarf zugeschnittene Kost mit 46 Prozent Kohlenhydraten, 40 Prozent Fett und 14 Prozent Proteinen. Unter diesen Bedingungen kamen die insulinsensitiven Versuchspersonen recht gut mit den Kohlenhydraten zurecht; die Fettneubildung blieb mit drei bis vier Prozent

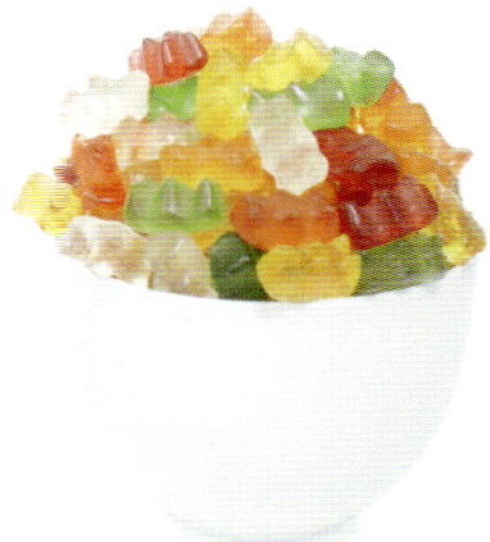

im Rahmen. Es wird Sie nicht überraschen, dass die Sache bei den insulinresistenten Menschen anders aussah; ihre Fettneubildungsrate lag bei gleicher Kohlenhydratmenge in der Nahrung 4,5-mal höher. Dann wurde der Versuch wiederholt (allerdings ohne die sensitiven Dicken), diesmal aber mit einer extrem fettarmen Kost und einem umso höheren Kohlenhydratanteil von 68 Prozent. Ergebnis: Bei beiden Gruppen, also auch den insulinsensitiven schlanken Probanden, hatte sich die Fettneubildung in der Leber um 400 Prozent erhöht. Und das, ohne dass sie eine Kalorie zu viel gegessen hatten!

Aber ist ein Kohlenhydratanteil von 68 Prozent auch im Alltag normaler Menschen erreichbar? Vermutlich wird Ihnen das gleich weniger weit hergeholt erscheinen, wenn Sie noch mal an die Adventszeit denken: Lebkuchen, Plätzchen, Schokoweihnachtsmänner, süßer Punsch, Marzipankartoffeln, Zuckerkringel ... Aber Sie haben ja recht: Der Versuch aus Kalifornien beweist noch nicht, ob ein hoher Fettanteil in der Ernährung nicht ähnliche Effekte haben könnte. Hier bringt wieder eine dänische Forschergruppe Licht ins Dunkel.

Diesmal haben Wissenschaftler der Universitäten von Aarhus und Kopenhagen zusammengearbeitet. Sie wollten den Unterschied zwischen einem Kalorienplus aus Zucker und einem aus Fett und Proteinen ermitteln. Zu diesem Zweck wurden 47 übergewichtige Versuchspersonen in vier Gruppen unterteilt, die ihr Leben ganz normal weiterführen sollten und nur eines ändern: täglich einen Liter eines bestimmten Getränks zu sich nehmen. Eine Gruppe sollte Milch mit 1,5 % Fettgehalt trinken, eine andere Cola »classic« (also mit Zucker). Zwei weitere Gruppen dienten der Kontrolle und tranken entweder Wasser oder Cola mit Süßstoff. Nach sechs Monaten wurde abgerechnet. Bei den Kontrollgruppen gab es keine Veränderung, auch bei den Schlürfern von Süßstoff-Cola nicht. Körpergewicht und Fettgehalt blieben gleich. Die Probanden, die sich täglich 430 Kalorien (Cola) beziehungsweise 454 Kalorien (Milch) eingeschenkt hatten, legten dagegen wie erwartet Gewicht zu – und zwar mit 1,3 beziehungsweise 1,4 Kilo etwa gleich viel.[18] Doch bei den

18 Das war insofern eine Überraschung, als rein rechnerisch ein Plus von sieben bis acht Kilo zu erwarten gewesen wäre. Das heißt: In beiden Gruppen haben die Probanden das Plus an Kalorien weitgehend ausgeglichen, indem sie unbewusst weniger gegessen haben.

verschiedenen Fettmessungen zeigten sich deutliche Unterschiede zwischen der Cola- und der Milchgruppe. Mit dem fetthaltigen Getränk hatten die Probanden die Fettmasse ihres Körpers nur um 1,4 Prozent vergrößert, mit der fettfreien Cola dagegen um 3,1 Prozent (in absoluten Zahlen waren das ein halbes Kilo Fett in der Milchgruppe und etwas mehr als doppelt so viel in der Colagruppe).

Besonders krass war aber Folgendes: Bei der Milchgruppe war das Fett in der Bauchhöhle 10 Prozent *weniger geworden*, während es bei der Colagruppe um 20 Prozent zugelegt hatte! Auch der Fettgehalt in der Leber war bei der Milchgruppe leicht gesunken (um 8 Prozent), bei der Colagruppe aber um 135 Prozent gestiegen. Zudem hatten sich unter dem Einfluss der Zuckerbrühe wichtige Stoffwechselparameter deutlich verschlechtert: Der HOMA-Index, ein Maß für die Insulinresistenz (siehe Seite 87), stieg um 22 Prozent, der Cholesterinspiegel legte um 11 Prozent zu und der Triglyceridspiegel um 32 Prozent. Auch der Blutdruck der Probanden erhöhte sich. Dagegen veränderten sich in der Milchgruppe all diese Werte kaum, Tendenz nach unten. Mit anderen Worten: Das Kalorienplus aus den »bösen« tierischen Fetten hat den Stoffwechsel günstig verändert, während sich unter dem Einfluss der süßen Limonade praktisch alle Risikoparameter verschlechtert haben.

Fassen wir also zusammen: Mehr zu essen, als Sie verbrauchen, ist vor allem dann gefährlich für Ihre Gesundheit, wenn Sie sich eher wenig bewegen und Ihre Ernährung zugleich reichlich Kohlenhydrate enthält. Der Überschuss provoziert eine Stoffwechsellage, in der vermehrt Fett neu gebildet und an ungeeigneten Stellen im Körper abgelagert wird: In der Bauchhöhle und in den Organen, vor allem in der Leber – mit allen Folgen, die wir in Kapitel 12 beleuchten werden. Aber auch, wenn Sie Ihren persönlichen Kalorienrahmen nicht überschreiten und Ihr Gewicht stabil halten, ist eine kohlenhydratbetonte Ernährung nur dann unbedenklich, wenn Ihre Muskeln regelmäßig richtig viel zu tun bekommen. Wo Ihre persönlichen Grenzen liegen (wie viele Kohlenhydrate Sie sich also im Vergleich zu Ihrem Lebensstil leisten können), kann Ihnen jedoch niemand vorrechnen. Nur Bluttests können den Zustand Ihres Stoffwechsels aufzeigen und Ihnen somit indirekt verraten, ob Sie innerhalb Ihrer Grenzen geblieben sind. Mehr über diese Bluttests und weitere Messverfahren erfahren Sie im folgenden Kapitel.

KAPITEL 11 –
WIE GESUND IST IHR STOFFWECHSEL?

Um der Insulinresistenz und der Fettleber auf die Spur zu kommen, werden verschiedene Messwerte herangezogen, die in diesem Kapitel vorgestellt werden. Einige dieser Daten können Sie selbst ermitteln, andere haben Sie vielleicht durch Routine-Blutuntersuchungen bereits vorliegen (sie sollten aber nicht älter als wenige Wochen sein). Einige der aussagekräftigsten Verfahren erfordern jedoch recht aufwendige Bluttests.

Body-Mass-Index (BMI)

Sie wissen ja bereits, dass der BMI seine Schwächen hat. Dennoch ist er ein erster Hinweis darauf, wie weit Ihr Gewicht dem, was als »normal« angesehen wird, entfernt ist.

Berechnungsformel:
Gewicht in Kilogramm : Körpergröße in Metern^2

Beispiel: Ein 1,80 Meter großer Mann mit 85 Kilogramm Gewicht, müsste also rechnen:

$1{,}80^2 = 1{,}80 \times 1{,}80 = 3{,}24$
$85 : 3{,}24 = 26{,}23$

Sein BMI liegt also bei ungefähr 26. Damit würde er als leicht übergewichtig gelten. Sie können Ihren BMI auch automatisch ausrechnen lassen unter www.bmiberechnung.net.

BMI	Einschätzung
< 20	untergewichtig
20–25	normalgewichtig
25–30	übergewichtig
> 30	fettleibig

Bauchumfang

So messen Sie richtig: Legen Sie das Maßband waagerecht an, dass es etwa einen Zentimeter über dem Beckenkamm liegt. Es soll sich überall auf derselben Höhe befinden. Wie Sie auf dem Bild erkennen können, ist das nicht bei jedem unbedingt die dickste Stelle des Bauches. Achten Sie darauf, den Bauch entspannt zu halten, ihn nicht einzuziehen und auch nicht auszuatmen. Lesen Sie nun den Wert ab und vergleichen Sie ihn mit der Tabelle.

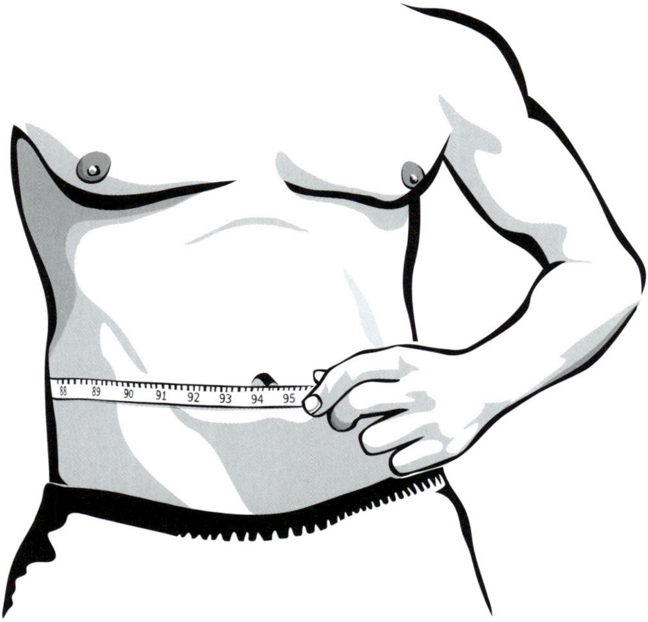

	kein Risiko	leicht erhöhtes Risiko	deutlich erhöhtes Risiko
Mann	unter 94 cm	94 bis 102 cm	über 102 cm
Frau	unter 80 cm	80 bis 88 cm	über 88 cm

Körperfettanteil

Vielleicht haben Sie auch eine der Waagen zu Hause, die nicht nur das Gewicht, sondern auch den Fettgehalt des Körpers angibt. Sie arbeiten mit der Bioelektrischen Impedanz-Analyse (BIA), senden also einen schwachen Wechselstrom durch den Körper. Da Fett- und Muskelgewebe durch ihren unterschiedlichen Wassergehalt dem Strom verschiedene Widerstände entgegensetzen, lässt sich abschätzen, wie hoch der Fettanteil am Gewicht ist.

Die Methode hat jedoch mehrere Schwächen. Je höher der Fettgehalt des Körpers ist und je mehr Wasser man gerade im Körper gespeichert hat, desto ungenauer wird die Messung. Bei den üblichen Fettwaagen kommt hinzu, dass der Strom in ein Bein eindringt und aus dem anderen wieder entweicht – es werden also nur die Beine wirklich erfasst. Gerade die TOFIs mit dünnen Beinen, aber Fett im Bauch kommen also viel zu gut weg. Etwas genauer sind Systeme, bei denen man die Elektroden auf einer Körperseite mit der Hand und mit dem Fuß berührt.

Bei der Futrex-Methode wird die Zusammensetzung des Oberarms mit einem Infrarotmessgerät untersucht. Die verschiedenen Gewebe reflektieren das Licht unterschiedlich, sodass sich der Fettgehalt des Oberarms bestimmen lässt. Mithilfe weiterer Angaben wie Alter, Größe und Gewicht berechnet das Gerät dann einen Schätzwert für den Körperfettanteil des ganzen Körpers. Untersuchungen haben gezeigt, dass das Ergebnis nicht wesentlich genauer wird, wenn man einen anderen Körperteil misst oder mehrere Stellen in die Berechnung einbezieht.

Wirklich genaue Werte bekommt man jedoch nur, indem man die Patienten mit speziellen Röntgen- oder Magnetresonanzverfahren untersucht. Nur diese Methoden liefern auch Daten darüber, wo sich das Fett angesammelt hat. Sie sind jedoch so aufwendig und teuer, dass sie praktisch nur in Studien angewandt werden.

Blutdruck

Auch der Blutdruck gibt Hinweise darauf, ob Ihr Herz-Kreislauf-System gesund ist.

Blutdruckwerte	systolisch	diastolisch
kleiner als	130 mmHg[19]	85 mmHg

Blutfettwerte

Nach den ärztlichen Leitlinien gelten folgende Blutfettwerte als wünschenswert:

Blutfettwert	Ziel
Gesamtcholesterin:	niedriger als 200 mg/dl[20]
HDL (das »gute«):	größer als 40 mg/dl (Männer) größer als 50 mg/dl (Frauen)
LDL (das »böse«):	kleiner als 130 mg/dl
Triglyceride:	niedriger als 150 mg/dl

Wichtig ist auch, in welchem Verhältnis die Werte zueinander stehen. Das berechnen Sie so:

LDL : HDL = x
Triglyceride : HDL = y

Das Ergebnis x sollte möglichst kleiner als 4 sein, bei zusätzlichen Risikofaktoren sogar kleiner als 3. Je höher das Ergebnis, desto größer

19 mmHg bedeutet Millimeter Quecksilber und bezieht sich auf die aus Quecksilber bestehende Messsäule, die sich durch Druck ausdehnt.
20 mg/dl bedeutet Milligramm pro Deziliter Blut.

ist das Risiko für Herz-Kreislauf-Erkrankungen. Das Ergebnis y sollte möglichst kleiner als 2 sein. Höhere Werte (ab 2,5 bei Frauen und 3,5 bei Männern) sind typisch dafür, dass eine Insulinresistenz vorliegt, die Leber verfettet ist und damit ein vergrößertes Risiko für Diabetes und Herz-Kreislauf-Erkrankungen vorliegt.

Blutzuckerwerte

Routinemäßig wird beim Arzt der Nüchternblutzucker gemessen, also morgens vor der ersten Mahlzeit des Tages. Das Ergebnis sollte kleiner als 100 mg/dl sein. Allerdings wird dieser Wert bei einer gestörten Glukosetoleranz als letztes auffällig. Bei der Messung des Langzeitblutzuckerwertes wird untersucht, wie stark der Blutfarbstoff Hämoglobin in den roten Blutkörperchen mit Glukose »verzuckert« ist. Der Wert heißt HbA_{1c} und erlaubt eine Aussage darüber, wie gut das Glukosemanagement Ihres Körpers in den vergangenen vier Monaten war (so lang ist die Lebensdauer der roten Blutkörperchen) beziehungsweise wie gut ein bestehender Diabetes eingestellt ist. Kurzfristige Blutzuckerschwankungen beeinflussen den Langzeitblutzuckerwert kaum. Bei nicht eindeutigen Werten muss ein Glukosetoleranztest (OGTT) für Klarheit sorgen.

Für diesen Test sollten Sie mindestens zehn Stunden nichts mehr gegessen und nichts Kalorienhaltiges getrunken haben. In den vorangegangenen Tagen sollten Sie allerdings weder Diät gehalten noch Kohlenhydrate eingespart haben – sonst kann das Ergebnis drastisch verfälscht werden! Drei Tage vor dem Test sollten Sie täglich mindestens 150 Gramm Kohlenhydrate essen. Darüber hinaus darf keine Infektion vorliegen (vor allem kein Fieber) und das Ende der letzten Menstruation muss mindestens drei Tage zurückliegen.

Am Morgen des Tests wird zuerst der Nüchternblutzucker bestimmt und dann bekommen Sie eine Testflüssigkeit zu trinken, in der 75 Gramm Glukose in 250 bis 300 Milliliter Wasser gelöst sind (bei Kindern 1,5 Gramm Glukose pro Kilo Körpergewicht). Das süße Zeug muss innerhalb von fünf Minuten ausgetrunken werden. Darüber hinaus dürfen Sie nichts essen oder trinken und auch nicht rauchen. Wichtig ist zudem, dass Sie nicht aktiv werden. Immer wieder lassen Ärzte ihre Patienten nach dem Trinken der Testflüssigkeit ein bisschen shoppen gehen, aber das verfälscht die Messungen! Wenn Sie sich ein akkurates Ergebnis wünschen, dann bleiben Sie also brav im Wartezimmer sitzen – so langweilig das auch sein mag. Nach einer Stunde und noch einmal nach einer zweiten Stunde werden dann die Glukosekonzentrationen im Blut bestimmt.

Blutzuckerwerte	**Ergebnis**	**Bedeutung**
Nüchernblutzucker	< 100 mg/dl > 126 mg/dl	unauffällig Diabetes
Langzeitblutzucker	< 5,7 %	Diabetes sehr unwahrscheinlich
	5,7 bis 6,5 %	weitere Diagnostik nötig
	> 6,5 %	Diabetes sehr wahrscheinlich
OGTT nach 2 Stunden	> 126 mg/100 ml	gestörte Glukosetoleranz
	> 200 mg/100 ml	Diabetes

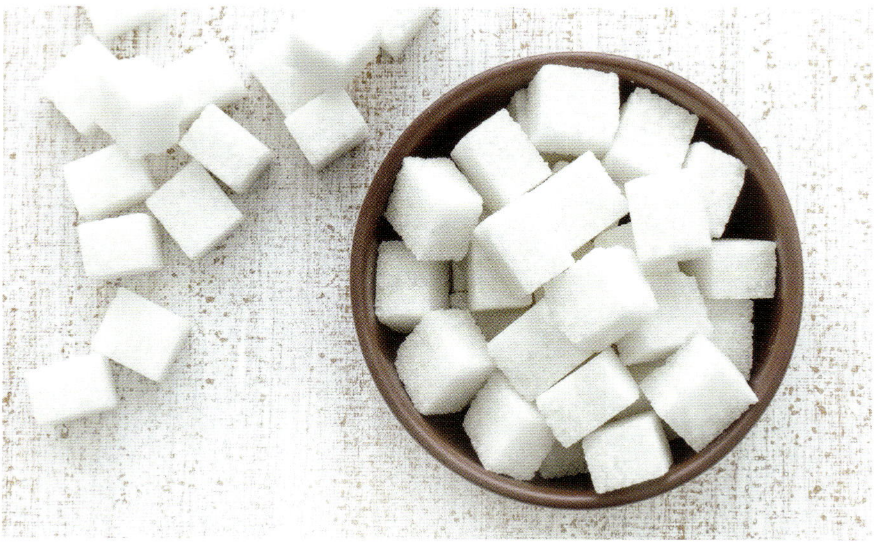

Bestimmung der Insulinresistenz

Wenn man den Zustand des Stoffwechsels noch genauer bewerten will, sollte man auch bestimmen, wie viel Insulin der Körper braucht, um mit der Glukose in der Testlösung fertig zu werden. Die Konzentration des Hormons sollte nach 30, 60, 90 und 120 Minuten bestimmt werden. Aus diesen Messwerten ergibt sich eine Verlaufskurve, anhand derer der Arzt beurteilen kann, ob eine Insulinresistenz vorliegt.

Eine weniger aufwendige Möglichkeit für eine Einschätzung ist die Berechnung des HOMA-Indexes[21]. Er zeigt vor allem an, wie sensitiv die Leberzellen auf Insulin reagieren und ist deshalb auch ein Hinweis darauf, ob eine Verfettung vorliegt. Um ihn errechnen zu können, müssen die Blutkonzentrationen von Insulin und Glukose nach zwölf Stunden ohne Nahrung bestimmt werden. Je nachdem, in welchen Maßeinheiten diese Werte angegeben werden, muss man sie dann in eine von zwei möglichen Formeln einsetzen. Diese lauten wie folgt:

HOMA = Glukose in mg/dl x Insulin (mU/ml)[22] : 405
HOMA = Glukose in mmol/l x Insulin (mU/ml) : 22,5

HOMA-Wert	Bedeutung
< 1	normal
> 2	Hinweis auf Insulinresistenz
> 2,5	Insulinresistenz sehr wahrscheinlich
> 5,0	Durchschnittswert bei Typ-2-Diabetikern

Fettleber diagnostizieren

Auch eine gesunde Leber speichert Fett, aber nur in der Größenordnung von 1,0 bis 1,5 Prozent ihres Gewichtes – bei einer Fettleber ist es dagegen

21 HOMA steht für Homeostasis Model Assessment.
22 mU steht für Milli-Unit, also der tausendste Teil einer Standardeinheit.

Leberwerte und ihre Bedeutung

Leberwert	Zielwert	Bedeutung
GPT (Glutamat-Pyruvat-Transaminase, auch ALAT oder ALT)	bis 50 U/l[23]	Akut oder chronisch sterben mehr Leberzellen als üblich. Für diese Schädigung kommen verschiedene Gründe infrage, u. a. eine entzündete Fettleber (NASH).
GOT (Glutamat-Oxal-Acetat-Transaminase, auch ASAT oder AST)	bis 52 U/l	Wie bei GPT. Bei Alkoholmissbrauch steigt GOT jedoch stärker.
GGT (Gamma-Glutamyl-Transferase)	bis 42 U/l (Frauen) bis 60 U/l (Männer)	Wie GPT, nur sensibler. Zeigt sowohl Probleme am schnellsten an, aber auch, ob Gegenmaßnahmen greifen. Ist GGT deutlich höher als GPT und GOT, deutet dies auf eine Gallenwegserkrankung oder Virushepatitis hin.
AP (Alkalische Phosphatase)	35–105 U/l (Frauen) 40–130 U/l (Männer)	Reagiert sensibel auf einen Stau der Galle, z. B. durch einen Stein. Ist AP isoliert erhöht, kann eine Knochenerkrankung die Ursache sein.
Bilirubin	bis 1,2 mg/dl	Vermehrter Abbau von Blutkörperchen oder Gallenstau.

23 U/l steht für Unit pro Liter, also eine Standardeinheit.

mehr als fünfmal so viel. Eine andere Definition schaut darauf, wie viele Zellen sichtbar Fett eingelagert haben: Sind es mehr als fünf Prozent, beginnt bereits die Verfettung (in der Fachsprache Steatose genannt). Eine Fettleber wird dann diagnostiziert, wenn das Fett in mehr als 50 Prozent der Leberzelle zu sehen ist.

Wenn es einen Verdacht auf Leberverfettung gibt, wird in der Regel eine Ultraschalluntersuchung gemacht. Diese einfache und in vielen Praxen verfügbare Technik ist jedoch leider nicht sehr sensibel: Sie reagiert erst, wenn deutlich über zehn Prozent der Zellen sichtbar Fett eingelagert haben und erlaubt keine genaue Einschätzung über das Ausmaß der Verfettung. Dagegen sind sehr genaue Bestimmungen des Fettgehaltes durch aufwendige bildgebende Verfahren wie der Magnetresonanzspektroskopie (MRS) möglich, aber diese sind für Routineuntersuchungen zu teuer und werden deshalb praktisch nur in Studien eingesetzt. Ebenfalls sehr genau ist die Biopsie, bei der mit einer Hohlnadel Gewebe aus dem Organ entnommen und dann mikroskopisch untersucht wird. Da sie als invasives Verfahren aber mit Risiken verbunden ist, wird sie ungern zur Diagnose von Frühstadien der Fettleber eingesetzt. Ihre Stärke liegt darin, dass sie als einzige Methode sichere Aussagen darüber erlaubt, ob die Leber bereits entzündet oder sogar schon verhärtet oder vernarbt ist.

Es gibt zwar auch verschiedene Blutwerte, die dem Arzt helfen können, den Zustand der Leber zu bestimmen (siehe Tabelle), doch leider zeigen sie eine Fettleber nicht sicher an. In 80 Prozent der Fälle erscheinen die Leberwerte bei einer Verfettung unauffällig. Nur im Rahmen einer Rechenformel, dem von italienischen Forschern entwickelten »Fatty Liver Index« (FLI), gewinnt der »Gamma-GT« eine größere Aussagekraft. Der FLI hat sich in Studien bewährt, ist aber noch nicht vielen Ärzten bekannt.

Um ihn zu berechnen, benötigen Sie neben dem GGT (in U/l) noch drei andere hier bereits besprochene Werte: Triglyceride (in mg/dl), BMI und Bauchumfang. Diese Werte müssen Sie in eine Tabelle eintragen, die das Institut kostenlos auf seiner Internetseite zur Verfügung stellt. Das System rechnet dann automatisch Ihren FLI aus. Auf www.fegato.it finden Sie rechts ein orange unterlegtes Feld mit dem Titel »Fatty liver index calculator«. Wenn Sie dieses Feld anklicken, können Sie die Tabelle auf Ihrem Computer speichern und ihre Werte in die gelb unterlegten Felder eintragen. Beim nächsten Klick wird dann Ihr daraus berechneter FLI angezeigt.

FLI	Einschätzung
< 20	Eine Fettleber ist praktisch ausgeschlossen
< 30	Unwahrscheinlich
30–60	Fettleber möglich, weitere Abklärung nötig
> 60	Mit hoher Wahrscheinlichkeit liegt eine Fettleber vor
> 76	Das Risiko, an einem Herzinfarkt oder Schlaganfall zu sterben, ist um das Zwei- bis Dreifache erhöht, unabhängig von sonstigen Risikofaktoren

Vielleicht wissen Sie schon, ob Sie bereits eine Fettleber haben oder geradewegs darauf zusteuern. Dann wird es nun Zeit, sich mit den gravierenden Folgen zu beschäftigen.

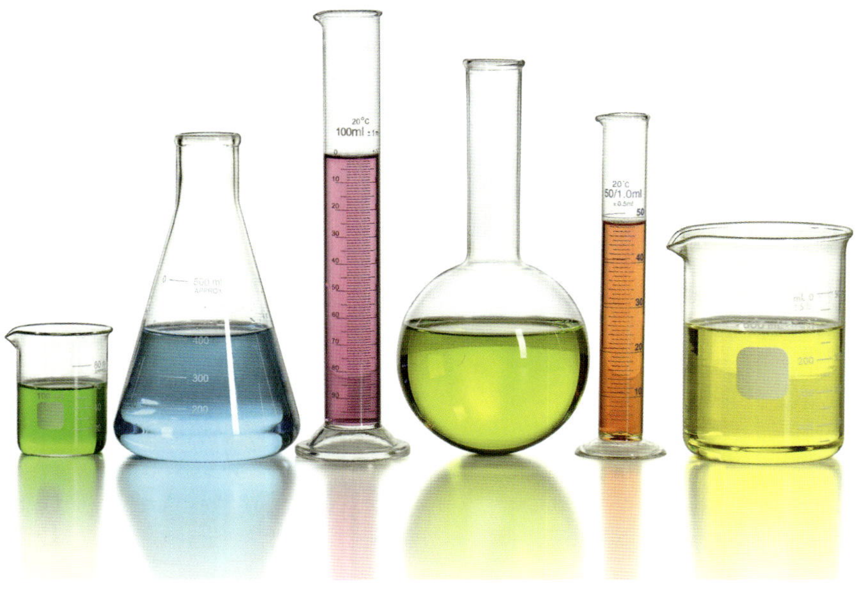

KAPITEL 12 – DIE DRAMATISCHEN FOLGEN DER LEBERVERFETTUNG

In den vorangegangenen Kapiteln haben Sie erfahren, was passieren kann, wenn ungünstige Erbanlagen, eine bequeme, zugleich aber psychisch stressige Lebensweise und eine zu üppige und zugleich kohlenhydratbetonte Ernährung zusammenkommen: Der Stoffwechsel gerät in eine Schieflage, in der Fett nicht länger in den dafür vorgesehenen Geweben unter der Haut abgelagert wird, sondern anderswo – in der Bauchhöhle, der Leber und schließlich auch in fast allen anderen Organen des Körpers.

Auch die wichtigsten Risiken, die sich daraus ergeben, kennen Sie bereits: Die Gefäße werden geschädigt und verstopfen (Arteriosklerose), sodass es zu einem Herzinfarkt oder Schlaganfall kommen kann – unter Umständen mit tödlichen Folgen – und zudem steigt die Gefahr, Diabetes zu entwickeln. Zu den schlimmsten Folgen dieser Erkrankung gehören Schäden an Nerven und Gefäßen, die Nierenversagen, Amputationen oder Erblindung nach sich ziehen können. Zum Glück bekommen nicht alle Menschen mit einer Fettleber auch Diabetes, aber umgekehrt wird ein Schuh draus: Bei fast allen, die vom Typ 2 dieser Erkrankung betroffen sind, ist die Leber verfettet.

Die Überlastung der Leber mit Fett bringt auch das Organ selbst in tödliche Gefahr. Es kann sich entzünden, dann verhärten, zunehmend vernarben und durch diese Gewebeveränderungen (Zirrhose) irgendwann entweder einen schwer behandelbaren Tumor entwickeln oder völlig versagen. Auch die Fettablagerungen an anderen Stellen im Körper können schwerwiegende Folgen haben, von Atemstillständen in der Nacht bis zu Osteoporose und ungewollter Kinderlosigkeit.

Leberverfettung ernst nehmen!

Doch bevor eine Fettleber entdeckt werden kann, muss der Betroffene erst einmal zum Arzt – und damit fangen die Schwierigkeiten an, denn die Erkrankung tut ja nicht weh. Sie erinnern sich: Eine belastete Leber macht sich vor allem durch Müdigkeit bemerkbar. Aber wer ist heutzutage schon so ausgeschlafen und entspannt, dass dieses Symptom wirklich als solches auffallen würde? Auch das Ziehen und Drücken im Oberbauch, das eine immer praller werdende Leber auslösen kann, treibt kaum jemanden in die Praxis.

Wie Sie im vorangegangenen Kapitel erfahren haben, schweigen die Alarmglocken auch bei einer Blutuntersuchung häufig. Denn selbst wenn das Organ längst mit zu vielen Fettablagerungen zu kämpfen hat, erscheinen die Leberwerte meist unauffällig. Viele Mediziner gehen dann immer noch davon aus, dass es dem Organ gut geht und es keinen Grund zum Eingreifen gibt. Nur wenn der Arzt weiß, welche Blutwerte er zusammen betrachten muss (siehe Kapitel 11), kann er Verdacht schöpfen und die Tarnung fliegt auf.

Der Weg des Untergangs sieht bei einer erkrankten Leber immer gleich aus: Kommt es zu einer Entzündung, besteht die Gefahr, dass Zellen absterben und durch funktionsloses Bindegewebe ersetzt werden. Dabei spielt es keine Rolle, ob die Entzündung durch eine Verfettung der Leber ausgelöst wurde, durch Gifte, Viren, Autoimmunreaktionen oder als Folge anderer Erkrankungen. Wenn die Verhärtung der Leber (Fibrose) fortschreitet und das Organ immer stärker vernarbt, spricht man von einer Zirrhose. Durch diese Gewebeveränderungen kann sich irgendwann ein bösartiger Tumor entwickeln, der meist nur schwer behandelbar ist, oder es kommt zu Leberversagen. In diesem Fall ist das Leben des Patienten nur durch eine Transplantation zu retten.

Bei einer NAFLD, also der nicht durch Alkohol ausgelösten Fettleber[24], kommt es in 40 bis 60 Prozent der Fälle zu einer Entzündung, die dann NASH genannt wird – das ist die Abkürzung für nichtalkoholische Steatohepatitis. Den Ausdruck Steatose für Verfettung haben Sie ja bereits kennengelernt, und Hepatitis ist der lateinische Fachbegriff für Leberentzündung. Bei 15 bis 30 Prozent der NASH-Patienten entsteht irgendwann eine Zirrhose, die bei 40 Prozent der Betroffenen in ein Leberversagen mündet und bei weiteren 10 bis 25 Prozent in Leberkrebs. Auch eine »einfache« NAFLD ohne Entzündung erhöht bereits die Wahrscheinlichkeit für ein Leberkarzinom. Angesichts dieser Zahlen ist es unverantwortlich, wenn Ärzte eine nichtalkoholische Fettleber als harmlos betrachten, die Patienten mit beruhigenden Worten nach Hause schicken und allenfalls die Leberwerte öfter kontrollieren als üblich.

---

24 Wenn der Patient nicht mehr als »moderate« Mengen trinkt (siehe Seite 42), gilt Alkohol als Ursache der Fettleber in der Regel als ausgeschlossen. An der Fetteinlagerung selbst ist kein Unterschied zu erkennen, nicht mal unter dem Mikroskop.

Zwar gibt es sie wirklich, die »gutmütige«[25] Fettleber, bei der keine weiteren Risikofaktoren feststellbar sind – aber wie lange mag sich dieser Zustand halten? Er ist so lange stabil, wie die Leber das Fett in physiologischer Form aufnimmt, immer wieder in Transportproteine packen und in den Kreislauf schicken kann und sich dann irgendwo im Körper aufnahmebereite Zellen finden, die das Fett zur Energiegewinnung nutzen. Vermutlich gibt es diese Situation nur bei einer Lebensweise mit genügend »Insulinpausen«, die jeweils lang genug sind, um eine Fettverbrennung überhaupt zu ermöglichen (mehr dazu ab Seite 132). Will man es wirklich darauf ankommen lassen, ob diese wacklige Balance erhalten bleibt oder kippt? Wer bei einer Fettleber wartet, bis die B utwerte rot markiert aus dem Labor zurückkommen, handelt fahrlässig – und das gilt nicht nur für die Ärzte, sondern auch für Patienten, die nicht auf die warnenden Worte ihres Doktors hören wollen. Cornelia Tögel, deren Geschichte Sie auf der folgenden Seite lesen können, war dagegen bereit, sich um die Gesundheit ihrer Leber zu kümmern.

Ob bereits eine Entzündung vorliegt, ist leider gar nicht so einfach festzustellen. Wenn die Leberwerte erhöht sind[26], spricht das für eine NASH, aber man kann sich nicht darauf verlassen, dass umgekehrt das Lebergewebe nicht entzündet ist, wenn die Werte unauffällig erscheinen. Zurzeit ist man ohne Biopsie auf die Nutzung von komplizierten Scoring-Systemen angewiesen, bei denen man mehrere Messwerte in einer Rechenformel miteinander in Beziehung setzt (so wie es der Fatty-Liver-Index auch tut). Ob es auch einzelne, bisher nicht routinemäßig gemessene Blutwerte gibt, die für eine sichere Diagnose taugen, wird derzeit noch erforscht. Ein aussichtsreicher Kandidat ist das Fetuin-A; eine Substanz, die in einer verfetteten und vor allem der entzündeten Fettleber verstärkt gebildet wird und bereits in mehreren Studien eine gute Aussagekraft gezeigt hat.

Die gute Nachricht: Die Leber ist eines der regenerationsfähigsten Organe überhaupt. Wenn Sie gegensteuern, bevor Verhärtungen aufgetreten sind, sieht sie nach einer Weile aus wie neu und funktioniert auch wieder tadellos. Und sogar wenn es schon zu deutlichen Strukturveränderungen gekommen ist, lohnt sich der Einsatz: Solange noch 30 Prozent des Lebergewebes intakt ist, kann das Organ seinen Job erfüllen – vorausgesetzt, Sie machen

25 Fachbegriff »blande«
26 Vor allem GPT (auch ALT genannt) und GOT (AST), siehe Kapitel 11.

FALLGESCHICHTE

Cornelia Tögel: Endlich Hoffnung für die Leber

Mit der Leber habe ich schon lange zu tun. Die Werte waren deutlich zu hoch, ohne dass sich das wirklich erklären ließ. Ich bin auf Viren untersucht worden, auf alle möglichen Gifte und Schadstoffe, und Alkohol kam als Ursache auch nicht in Frage. Es ist sogar eine Biopsie gemacht worden. Als mein Arzt mir das Leberfasten vorgeschlagen hat, bin ich voller Hoffnung darauf eingegangen. Es tat gut, selbst etwas tun zu können.

Cornelia Tögel, 53 Jahre, Größe 1,60 m

	Ausgangs-situation	Nach 2 Wochen fasten	Zielwerte
Gewicht:	75 kg	70 kg	
BMI:	30 kg/m^2	28 kg/m^2	20–25 kg/m^2
Bauchumfang:	98 cm	93 cm	< 80 cm
Cholesterin:	324 mg/dl	210 mg/dl	< 200 mg/dl
Triglyceride:	745 mg/dl	110 mg/dl	< 150 mg/dl
Fatty-Liver-Index:	98	66	< 35
GGT (Leberwert):	329 U/l	78 U/l	< 40 U/l

Zwei Wochen lang habe ich mich ganz akribisch an die Vorgaben gehalten: drei Shakes täglich und abends gedünstetes Gemüse dazu, damit ich mit meinem Mann essen konnte. Auf Rohkostsalat hatte ich im Winter keine Lust. Ich war stolz auf mich, das durchgezogen zu haben – vor allem als ich dann sah, wie drastisch sich die Blutwerte verbessert hatten, gerade auch der Leberwert. Das hat mich motiviert, weiterzumachen, und innerhalb von sechs Wochen habe ich zehn Kilo abgenommen. Dann kam allerdings Weihnachten, da herrschte Ausnahmezustand. Ich habe zwar trotzdem nicht zugenommen, aber an der Verschlechterung der Blutwerte konnte man erkennen, dass ich nicht mehr so aufgepasst habe.

ihm die Arbeit durch ein leberbewusstes Leben leichter. Wie das aussehen kann, werden wir in Teil III ausführlich darlegen.

Verirrtes Fett: Tödliche Gefahr auch für andere Organe

Wenn sich an den Zuständen nichts ändert, die zur Verfettung der Leber geführt haben, breitet sich ektopes Fett auch in anderen Organen aus. Dort behindert es nicht nur die Arbeit der Zellen, sondern kann sie auch regelrecht vergiften, sodass sie absterben.

Das Herz verliert auf diese Weise seine Pumpkraft. Vor allem im linken Herzteil, der die Hauptarbeit leistet, machen sich bei insulinresistenten Menschen früh Störungen bemerkbar. In den Herzkranzgefäßen findet man sklerotische Ablagerungen vor allem an den Stellen, die außen dick mit verirrtem Fett eingekleistert sind. Es verursacht offenbar Schäden an der Gefäßwand, welche die Entstehung von inneren Ablagerungen begünstigen. Diese Plaques können dann irgendwann die Versorgungskanäle zum Herzen verstopfen und dadurch einen Infarkt auslösen. Je verfetteter die Leber ist, desto stärker verdickt ist auch die Gefäßwand der Halsschlagader, die sogenannte Intima media. Dieser Zusammenhang gilt auch dann, wenn man die anderen bekannten Risikofaktoren ausschließt. Durch diese Verengung kann das Blut nicht mehr frei zum Gehirn fließen, und die Gefahr eines Schlaganfalles wächst.

Auch die Nieren leiden. Das Fett sammelt sich in ihrem inneren Hohlraum an, dem sogenannten Nierensinus, und behindert die Filtrationsleistung der Organe und vergiftet ihre Zellen. Das fällt jedoch lange nicht auf, weil eine chronische Nierenschwäche sich erst bemerkbar macht, wenn 60 Prozent des Gewebes nicht mehr funktionstüchtig ist. Da die Nieren ja den Wasserhaushalt im Körper regulieren, führt die Fettbelastung häufig zu einem Blutdruckanstieg – und verschärft damit die ohnehin schon hohe Belastung der Gefäße. Wenn die Nieren irgendwann völlig versagen, sind die Patienten darauf angewiesen, ihr Blut in der Dialyse maschinell entgiften zu lassen – andernfalls würden sie schon nach wenigen Tagen sterben. Auf ein neues Organ warten die meisten vergeblich.

Selbst in die Knochen wird Fett abgeschoben. Untersuchungen haben gezeigt, dass bei Menschen mit besonders viel Fett im Knochenmark die Knochen weniger fest sind – unabhängig vom Alter. Was so harmlos klingt, ist brandgefährlich, denn durch Osteoporose können schon harmlose Stürze

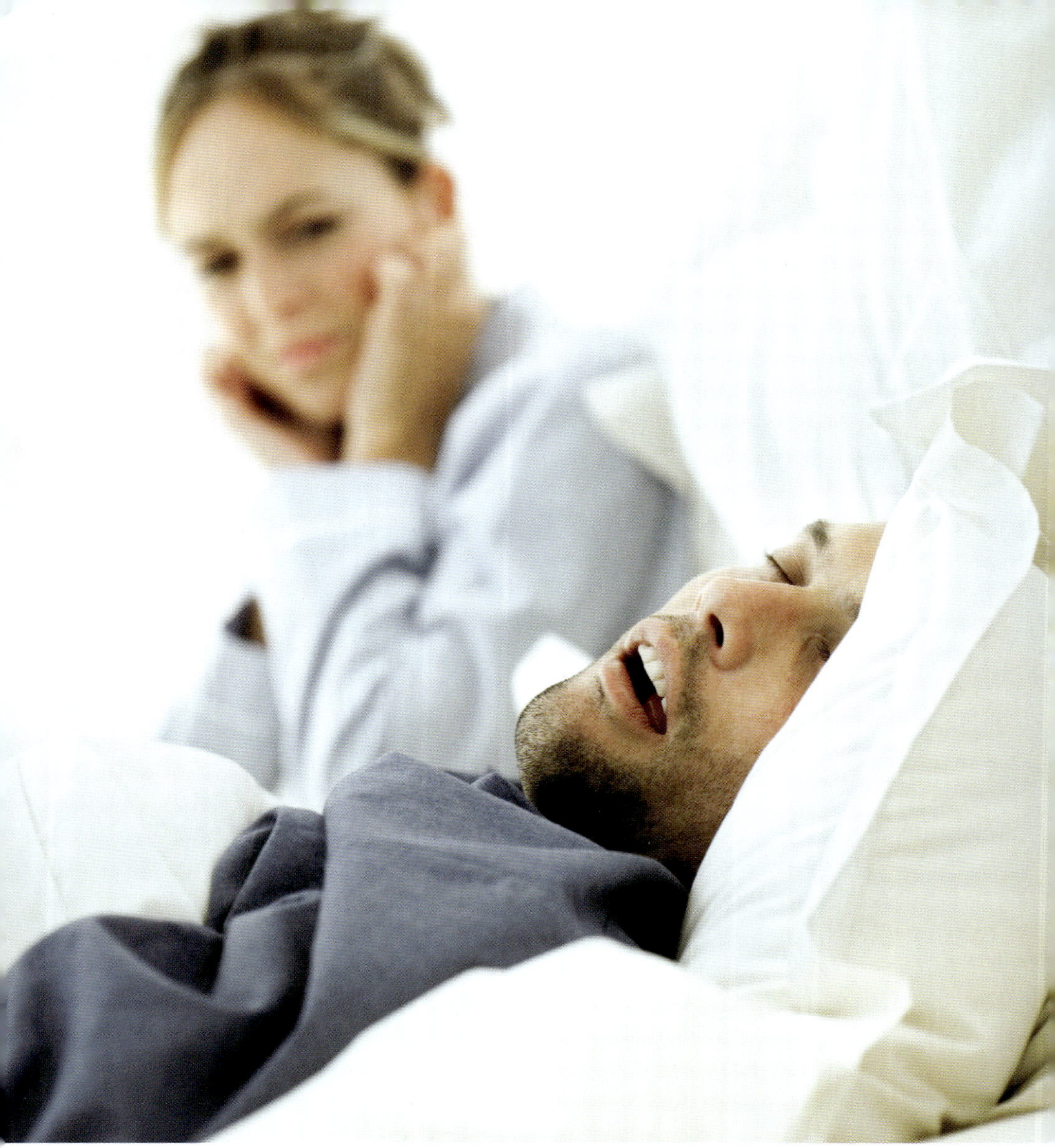

schwere Brüche nach sich ziehen, und oft geben sogar die Wirbel unter dem Eigengewicht des Körpers nach. Solche Verletzungen sind häufig der Anfang eines langen Leidensweges mit großen Schmerzen, die nie mehr ganz verschwinden, dem Verlust der Beweglichkeit und bei älteren Menschen oft auch der Selbstständigkeit. Um die gefährdeten Menschen zu finden, muss man aber gar nicht das Fett im Knochenmark bestimmen, sondern den Zustand der Leber anschauen: Ist sie verfettet oder sogar schon entzündet, ist auch die Knochendichte erniedrigt. Dieser Zusammenhang ist auch unabhängig von allen anderen Risikofaktoren erkennbar.

Weil sich das Fett auch in den Atemwegen breit macht, verschärft es entzündliche Lungenerkrankungen wie Asthma und COPD (eine chronische Verengung der Atemwege, auch »Raucherlunge« genannt). Es gibt sogar Hinweise, wonach die Verfettung mit zu den Ursachen gehört. Großes Leid verursacht das Fett auch, wenn es sich in die Gewebe der Kehle verirrt. Sobald die verfetteten Hautfalten im Schlaf erschlaffen, flattern sie im Strom der Atemluft und verursachen so die typischen Schnarchgeräusche. In schwereren Fällen flattert jedoch gar nichts mehr, sondern das Gewebe verschließt die Luftröhre. Erst kurz vor dem Ersticken wacht der Betroffene auf, um mit Extrakraft den erlösenden Atemzug zu machen. Diese Atemstillstände können Hunderte von Malen pro Nacht auftreten, ohne dass der Betroffene davon weiß, denn die Wachphasen sind meist zu kurz, um im Gedächtnis zu bleiben. Erkennbar ist die sogenannte Schlafapnoe meist an quälender Müdigkeit am nächsten Tag – die am Steuer eines Wagens oder beim Bedienen einer Maschine auch tödlich enden kann. Die Schlafstörungen versetzen den Körper zudem so unter Stress, dass das Risiko für Herzinfarkte, Schlaganfälle und Diabetes deutlich erhöht sind.

Auch die Funktion der Eierstöcke wird durch einen entgleisten Fettstoffwechsel behindert. In diesem Fall ist das verirrte Fett allerdings nur indirekt schuld, entscheidend ist in diesem Fall die Insulinresistenz. Die Eierstöcke reagieren nämlich besonders empfindlich auf Insulin und werden durch die hohen Blutkonzentrationen des Hormons zu einer übermäßigen Testosteronproduktion angeregt. Dadurch gerät das Verhältnis der Geschlechtshormone völlig durcheinander, sodass sich ein sogenanntes polyzystisches Ovarialsyndrom entwickeln kann – mit der Folge, dass keine befruchtungsfähigen Eier heranreifen. Die betroffenen Frauen versuchen dann oft vergeblich, schwanger zu werden. Auf diese Weise kann eine Fettleber also sogar den Wunsch nach einer Familie vereiteln.

Diabetes ist kein Zuckerschlecken

Bis hierhin haben Sie immer wieder gehört, dass die Leberverfettung das Risiko für Diabetes erhöht (genauer: Typ 2). Die Erkrankung ist inzwischen so alltäglich geworden, dass leicht vergessen wird, wie viel Leid damit verbunden sein kann. Denn die vermehrt im Blut kreisende Glukose schädigt mit der Zeit Blutgefäße und Nervenzellen, sodass drohende Gewebeschädigungen nicht durch Schmerzen auffallen. Das betrifft vor allem die Füße, für die drückende Schuhe ebenso zur Gefahr werden wie das eigentlich so wohltuende Barfußlaufen im Gras oder am Strand. Kleinere Verletzungen oder Wunden werden oft nicht rechtzeitig bemerkt und heilen zudem mitunter so schlecht, dass es nötig werden kann, die betroffenen Gliedmaßen zu amputieren. Weitere gefürchtete Folgen sind Erblindung, Nierenversagen, Herzinfarkte und Schlaganfälle.

Während man früher vom »Alterszucker« sprach, betrifft der Typ-2-Diabetes heute längst nicht mehr nur Senioren, sondern alle Bevölkerungsgruppen – sogar Kinder. Studien zufolge wissen 25 Prozent der Betroffenen jedoch nichts von ihrer Erkrankung. Die offizielle Definition für den Moment, in dem eine Insulinresistenz zum Diabetes wird, sieht so aus: Zwei Stunden nach einer Gabe von 75 Gramm Traubenzucker befinden sich in 100 Milliliter Blut immer noch mehr als 200 Milligramm Glukose. Die Ironie: In vielen Fällen ist die Bauchspeicheldrüse zum Zeitpunkt der Diagnose ja immer noch eifrig bei der Arbeit! Es ist nur der Bedarf viel zu hoch. Statt beispielsweise achtmal mehr Insulin zu produzieren, als bei einem Menschen mit normal reagierenden Zellen nötig wäre, schafft sie eben vielleicht nur noch die fünffache Menge. In diesem Fall handelt es sich also um einen *relativen* Insulinmangel.

Dass die Bauchspeicheldrüse schlapp macht, hat auch mit dem verirrten Fett zu tun. Es legt die beta-Zellen lahm, die daraufhin die Produktion von Insulin einstellen. Die gute Nachricht: Wenn der Diabetes noch nicht so lange besteht, können Sie diese Fettablagerungen auch wieder loswerden und die beta-Zellen neu aktivieren. Streng genommen wären Sie damit von dieser als unheilbar geltenden Krankheit kuriert! Belegt ist das bisher für Fälle, in denen die Diagnose maximal vier Jahre zurückliegt. Wie groß die Chancen sind, auch einen länger bestehenden Diabetes loszuwerden, ist noch nicht bekannt. Denn langfristig vergiftet das verirrte Fett die beta-Zellen so stark, dass sie absterben. Aber auch danach lassen sich die Folgen der Erkrankung mildern, wenn Sie Leber und Bauchspeicheldrüse entfetten (selbst Typ-1-Diabetiker können davon profitieren, wie Sie die Geschichte von Dr. Andreas Kämpf auf der folgenden Doppelseite zeigt).

Aber wie soll das gehen? Erstaunlicherweise ist es gar nicht so schwer, und anders als Sie vermutlich denken, müssen Sie dafür nicht unbedingt viel Gewicht verlieren. Im folgenden Teil werden wir Ihnen verschiedene Möglichkeiten vorstellen, Ihre Leber wieder fit zu machen und zu erhalten – bestimmt ist auch das Richtige für Sie dabei.

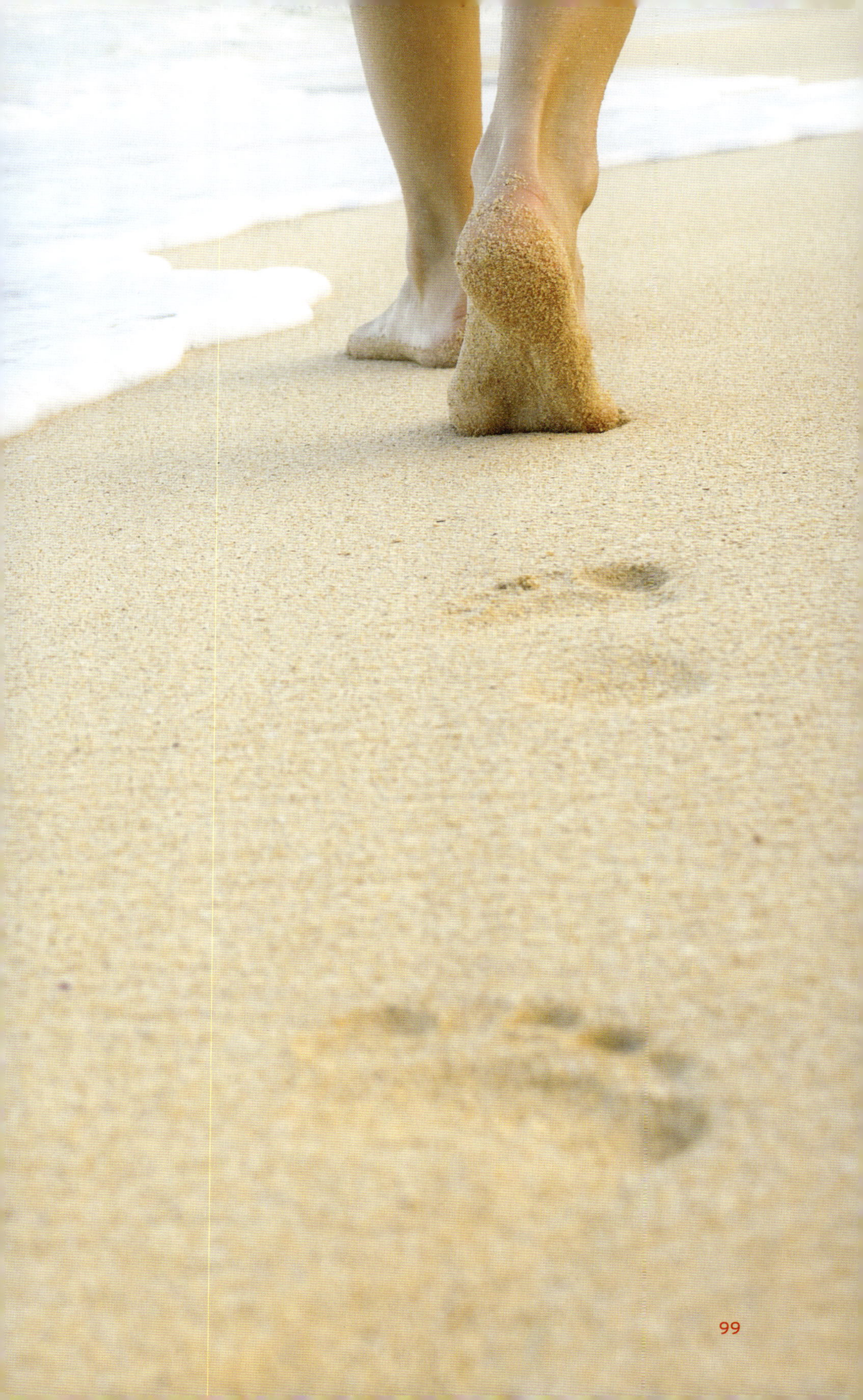

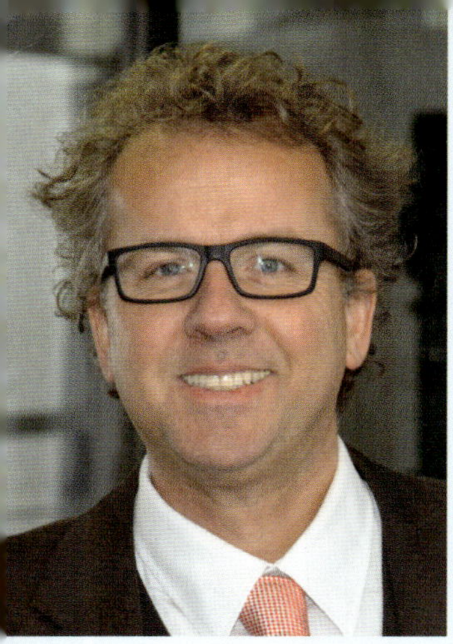

FALLGESCHICHTE

Dr. Andreas Kämpf: Fettleber durch Typ-1-Diabetes

Ich bin seit 30 Jahren Typ-1-Diabetiker, das heißt: Meine Bauchspeicheldrüse ist durch eine Autoimmunerkrankung so zerstört, dass sie kein Insulin mehr produziert. Insulin muss also über eine Spritze oder eine Pumpe dem Körper regelmäßig zugeführt werden. Trotz jahrzehntelanger Erfahrung mit der Diabeteserkrankung ist es für mich täglich ein Balanceakt, Insulinbedarf und Stoffwechsel so zu synchronisieren, dass ein dauerhaft optimaler Blutzuckerwert erzielt wird. Ist zu viel Insulin im Blut, kann es zu einer plötzlichen Unterzuckerung kommen, die schlimmstenfalls zum Koma führt. Das wirkt meist sehr dramatisch und kann tatsächlich schnell lebensgefährlich werden. Meine Frau lebt somit immer mit der Angst, eine falsche Insulindosierung könnte zu Ausfallerscheinungen im Auto oder gar auf dem Motorrad führen. In der Konsequenz akzeptiere ich höhere Blutzuckerspiegel, um Unterzuckerungen zu vermeiden. Die Kehrseite dieses Vorgehens besteht allerdings in der Gefahr einer frühzeitigen Organschädigung.

Dr. Andreas Kämpf, 52 Jahre, Größe 1,92 m

	Ausgangs-situation	Nach 2 Wochen fasten	Zielwerte
Gewicht:	103 kg	93 kg	
BMI:	28 kg/m^2	25 kg/m^2	20–25 kg/m^2
Bauchumfang:	105 cm	102 cm	< 94 cm
Langzeitblutzucker: (HbA_{1c})	7,2 %	6,2 %	< 6 %
GGT (Leberwert):	150 U/l	50 U/l	< 40 U/l

Es wäre also besser, weitgehend auf Kohlenhydrate zu verzichten, um die Blutzuckerkurve flach zu halten, aber das erschien mir bisher nicht notwendig, da es mir trotz Diabetes gesundheitlich sehr gut ging. Außerdem gibt es eben viele sehr schmackhafte Kohlenhydratprodukte, die ich einfach gerne esse. Doch dann zeigten sowohl der Langzeitblutzuckerwert HbA_{1c} als auch der Leberwert GGT, dass mein Körper ständig mit zu viel Zucker kämpfen musste, und dagegen wollte ich etwas tun. Bisher habe ich keine offensichtlichen Spätschäden durch die Diabeteserkrankung davongetragen, und das soll möglichst auch so bleiben.

Eine familiäre Empfehlung hat mir das Thema Leberfasten näher gebracht. Nach anfänglichem Zögern habe ich mich mit der Systematik »Leber – Kohlenhydrate – Fette« beschäftigt und die Zusammenhänge besser verstanden. Ich war bereit für einen Selbstversuch. Der Erfolg nach zwei Wochen Leberfasten hat sich dann recht schnell eingestellt. Meine Werte haben sich erheblich verbessert. Seitdem versuche ich, mich kohlenhydratreduziert zu ernähren. Jeden Montag lege ich einen Leberfastentag ein. An diesem Tag nehme ich ausschließlich den Shake zu mir, der durch seine Zusammensetzung die Leberentfettung unterstützt. Die Leberwerte und Blutzuckerwerte sind durch diese Maßnahmen gut und stabil. Der Insulinbedarf konnte reduziert werden, die Schwankungen des Blutzuckers sind deutlich zurückgegangen und die Sensitivität für Unterzuckerungen hat sich erhöht. Meine Lebensqualität hat sich verbessert, und meine Frau ist happy. Was will man mehr?

TEIL III

So retten Sie Ihre Leber – und Ihr Leben

Nachdem Sie nun das Problem aus den verschiedensten Perspektiven kennengelernt haben, soll es im folgenden Teil endlich um die Lösungen gehen. Die gute Nachricht: So schnell, wie Ihr Stoffwechsel auf die schiefe Bahn geraten kann, so schnell können Sie ihn auch wieder zurück in die Spur bringen. Dafür gibt es verschiedene Möglichkeiten – nur Tabletten gehören nicht dazu. Es gibt bisher keine medikamentöse Therapie der Fettleber, und es ist auch keine in Sicht.

Stattdessen kann es helfen abzunehmen – aber wenn das so einfach wäre, hätten sicher viel mehr Menschen eine knackige Figur. Warum Diäten so oft scheitern und welche Strategien noch am meisten Aussicht auf Erfolg haben, erfahren Sie gleich zu Beginn dieses Buchteils.

Für Ihre Gesundheit ist es aber ohnehin nicht so wichtig, ob Sie in Bikini und Badehose gut aussehen – entscheidend ist, das »verirrte« Fett in der Leber und den Organen loszuwerden. Am effektivsten geht das mit einer Form des Fastens, die speziell für das Entfetten der Leber entwickelt wurde. Dabei ernährt man sich zwei Wochen lang von speziellen Shakes und Gemüse. Das Ziel ist, optimal mit Nährstoffen versorgt zu sein und satt zu werden, aber trotzdem nur sehr wenige Kalorien zu sich zu nehmen und die Insulinkonzentration im Blut niedrig zu halten. Unter diesen Umständen wird das Leberfett in rasantem Tempo verheizt, und der Stoffwechsel normalisiert sich. So neu diese Erkenntnisse vielen noch erscheinen mögen: Die Forschung zeigt bereits jetzt, dass durch eine erfolgreiche Entfettung der Leber nicht nur das Risiko für Erkrankungen dieses Organs selbst sinkt, sondern auch für Herzinfarkte, Schlaganfälle, Diabetes und Krebs. Selbst bereits bestehende Diabeteserkrankungen bessern sich – unter Umständen so deutlich, dass der Patient als geheilt gelten kann. Diese Ergebnisse scheinen fast zu gut, um wahr zu sein, aber man muss zum Glück nicht daran glauben: Die Blutwerte belegen die Veränderungen.

Wenn Sie nicht fasten wollen, können Sie Ihre Leber auch noch auf zwei anderen Wegen entfetten: kohlenhydratarm und insulinbewusst essen sowie mehr Bewegung in Ihr Leben bringen. Damit sind nicht nur Ausdauersportarten gemeint, sondern auch Krafttraining. Muskelaufbau ist nicht nur für Bodybuilder wichtig! Beide Strategien sind auch entscheidend, um den Erfolg des Leberfastens zu erhalten und auszubauen und einer (erneuten) Leberverfettung vorzubeugen.

KAPITEL 13 – VON DIÄTVERSAGERN UND VERSAGERDIÄTEN

Ein Weg zur Leberentfettung besteht darin, Übergewicht abzubauen (vorausgesetzt, Sie werden wirklich Fett los und nicht Muskelgewebe). So schön es sein mag, wieder eine schlanke Figur zu haben: Für die Heilung der Fettleber gibt es auch andere, einfachere Möglichkeiten. Denn wie schwer es ist, einen größeren Gewichtsverlust zu erreichen und zu halten, haben Sie wahrscheinlich selbst schon erfahren. Sollten Sie sich nach einer weiteren gescheiterten Diät als disziplinloser Versager beschimpft haben, müssen Sie sich unbedingt bei sich selbst entschuldigen. Denn die wissenschaftliche Überprüfung der Ergebnisse verschiedener Diäten zeigt: Das Scheitern ist normal! Und das gilt ausgerechnet vor allem dann, wenn Sie es mit Konzepten versucht haben, die als besonders vernünftig und gesund gelten. Falls Sie einen weiteren Versuch wagen wollen, erfahren Sie in diesem Kapitel, mit welchen Strategien Sie deutlich bessere Chancen haben.

Eine (fast) unmögliche Mission

Ja, es gibt sie: Menschen, die 10, 20 oder noch mehr Kilos abgenommen haben und ihr neues Gewicht auch halten. Diese Helden der Waage dürfen sich wirklich feiern lassen! Man darf nur nicht vergessen, dass solche Erfolgsgeschichten etwas Besonderes sind. Geradezu riesig ist dagegen die Gruppe der »Diätversager« (so werden sie unter Fachleuten tatsächlich genannt): Menschen, die eine Diät nicht lange genug durchgehalten haben, um ihr Ziel zu erreichen. Viele von ihnen haben bereits eine Unmenge verschiedener Tricks zum Abspecken ausprobiert, waren aber nie wirklich erfolgreich und sind mit der Zeit eher dicker als dünner geworden. Kommt Ihnen das bekannt vor? Dann ist es an der Zeit, Sie zu rehabilitieren. Die Ursache liegt weder in Ihrem Charakter noch in einer zu geringen Motivation oder fehlender Willenskraft, sondern in Ihren aus Urzeiten stammenden Genen. Der Körper wehrt sich gegen das Abnehmen! Hinzu kommt, dass die meisten Diäten wenig geeignet sind, diese Gegenwehr so klein wie möglich zu halten. Am schlechtesten schneiden ausgerechnet die Konzepte ab, die unter Fachleuten als vorbildlich gelten. Wie kann das sein?

Wenn man sich die verschiedenen Studien anguckt, zeigt sich: Sobald genaue Vorgaben gemacht werden, wie viele Kalorien man essen darf, gibt es kaum Unterschiede zwischen den verschiedenen Diäten – die Versuchspersonen nehmen immer etwa gleich viel ab. Je größer die Kalorieneinschränkung, desto größer ist auch der Schwund der Kilos. Die Probleme zeigen sich immer dann, wenn man die Probanden (wieder) von der Leine lässt und sie mit den neuen Vorgaben für ihre Ernährung allein in der freien Wildbahn ihres Alltags zurechtkommen müssen. Wenn man diesen Zeitraum auch noch beobachtet, sind die Ergebnisse der allermeisten Diäten mehr als ernüchternd. Bei dem Programm »Ich nehme ab« der Deutschen Gesellschaft für Ernährung (fett- und kalorienreduzierte Mischkost) verschwinden grandiose zwei bis vier Kilo innerhalb eines Jahres. Bei der ähnlich gestrickten Brigitte-Diät und dem Programm der Weight Watchers sind es im Schnitt fünf Kilo. Natürlich gibt es immer glorreiche Ausnahmen, die mit diesen Programmen wirklich ihr Traumgewicht erreicht haben – und genau diese Geschichten der Sieger werden weitererzählt, weil sie mit ihrem Erfolg hausieren gehen. All die Gescheiterten halten dagegen meist lieber den Mund.

Immerhin hat es sich inzwischen auch herumgesprochen, dass man mit den bis vor Kurzem noch als ungeeignet und gefährlich eingestuften Low-Carb-Diäten (wenig Kohlenhydrate, dafür mehr Fett und Protein) ohne Kalorienbeschränkung bessere Aussichten auf Erfolg hat: Mit diesen Konzepten ist im Schnitt immerhin ein Minus von acht Kilo drin. Offenbar profitieren hier die Menschen davon, dass eine fett- und proteinbetonte Kost besser sättigt und auch länger satt hält, sodass man ohne zu leiden mit weniger Kalorien durch den Tag kommt. Doch auch für Low-Carb-Diäten gilt: Fast immer bleibt nach etwa einem halben Jahr die Anzeige der Waage stur auf dem bis dahin erreichten Gewicht stehen. Wenn man nicht aufpasst, mogeln sich sogar schnell wieder ein paar neue Kilos dazu! Das liegt aber nicht daran, dass die Betroffenen disziplinlos wären – dahinter steckt eine ganz normale Reaktion des Körpers, gegen die man nur schwer ansteuern kann. Um das besser zu verstehen, sollten Sie mehr über das Gewichtsmanagement des Körpers wissen.

Warum Adler nicht fett werden

Vielleicht haben Sie sich auch schon mal gefragt, wie manche Menschen einfach so schlank bleiben können, ohne auch nur einen Gedanken an Kalorien zu verschwenden. Dabei vollbringt jedes Wildtier diese Leistung, ohne Nährwerttabellen seine »Figur zu halten«. Wie heißt es so schön: Es gibt keine fetten Adler.

Auch der menschliche Körper ist so angelegt, dass er sein Gewichtsmanagement problemlos auch ohne Kalorienzählerei bewältigen kann. Über Hunger und Appetit, das Anheizen oder Bremsen des Stoffwechsels und die Lust entweder auf Bewegung oder auf Rumhängen kann er die Nährstoffaufnahme und den Verbrauch von Energie so steuern, dass es unterm Strich passt und man weder zunimmt noch Gewicht verliert. Vergessen Sie die Behauptungen, wonach sich die 100 Kalorien eines Extra-Rippchens Schokolade in einem Jahr zu fünf Kilo Speck aufsummieren, wenn man sich dieses Leckerchen jeden Tag gönnt. Solche Rechnungen sind Unsinn. Ob Mensch oder Adler: Ein lebendes Wesen ist kein Physiklabor. Erinnern Sie sich an den dänischen Versuch mit einem Liter Milch oder Cola zusätzlich (Seite 79), also einem täglichen Plus von über 400 Kalorien. Keiner der Probanden hat so viel zugenommen, wie rein rechnerisch zu erwarten gewesen wäre. Auch bei der Münchner Studie (Seite 75) fiel es vielen Versuchspersonen anfangs schwer zuzunehmen.

Das Problem: Das fein austarierte System des Energiemanagements ist auf eine Welt optimiert, in der man sich um Nahrung bemühen muss. In einem Alltag mit Rolltreppen, Dauerstress, Fernsehwerbung für Naschzeug, köstlichen Düften an jeder Ecke und an die Haustür gelieferter Vier-Käse-Pizza gerät es dagegen schnell in eine Schieflage. Unter diesen Umständen essen die meisten Menschen fast ständig deutlich mehr, als sie verbrauchen, und überfordern damit die interne Steuerung. Dann pendelt sich ihr Gewicht irgendwann auf einer höheren Stufe ein und von da an wird dieses neue Level verteidigt. Wenn man dann irgendwann sein Spiegelbild nicht mehr mag und die überflüssigen Pfunde loswerden will, fängt die Rechnerei wieder an: Ein Kilo Fett hat 7.000 Kalorien, also müssten bei einem Minus von 500 Kalorien täglich schon in fünf Monaten zehn Kilo Übergewicht verschwunden sein. Von wegen! Gegen das Abnehmen wehrt sich der Körper noch viel energischer als gegen das Zunehmen.

Wenn Sie Kalorien sparen, fährt der Körper seinen Verbrauch entsprechend herunter. In diesem Energiesparmodus werden Sie antriebslos, können sich schlechter konzentrieren und frösteln leichter. Wenn Sie sich stattdessen etwas mehr bewegen, werden Sie unbewusst entsprechend mehr essen. Ein kleines, leicht zu erreichendes Kalorienminus verpufft auf diese Weise einfach – und Ihre Figur bleibt, wie sie ist. Um ein Ergebnis auf der Waage zu sehen, muss also mehr passieren als nur »ein bisschen beim Essen aufpassen« oder »auf dem Weg zur Arbeit eine Haltestelle früher aussteigen und zu Fuß weiter gehen«. Diese Tipps sind durchaus sinnvoll, aber zum Abnehmen reichen sie nicht. Was liegt also näher, als die Kalorien sehr viel drastischer einzuschränken und zum Beispiel nur noch ein bisschen Kohlsuppe zu schlabbern?

Die Idee ist gar nicht so falsch, wie Sie gleich noch sehen werden, es gibt da nur ein entscheidendes Problem: Je größer bei so einer Diät der Verzicht ist, desto stärker wird auch die Gegenwehr des Körpers! Dabei spielt vor allem eine Rolle, wie groß das tatsächliche Kalorienminus ist und wie viel Gewicht der Körper bereits verloren hat – aber eben nicht nur. Es zählt auch, ob die Diätkost ausreichend Proteine bietet, den Magen gut füllt und Genuss erlaubt. Je weniger dieser Punkte erfüllt werden, desto mehr Signalstoffe werden an das Gehirn gesendet und manipulieren dort die Steuerung von Sättigung, Hunger und Appetit so, dass die Lust auf Essen übermächtig wird. Sie beherrscht irgendwann das ganze Denken. Wie gesagt: Das System ist in den Genen verankert – aber für eine andere Welt. Einst musste das Verlangen zu essen stark genug sein, damit ein darbender Mensch auch solche Dinge auf sich nahm, wie vier Tage bei Gluthitze die Antilope durch den Busch zu verfolgen oder bei eisigem Regen stundenlang nach Wurzeln zu graben. Unter dem Einfluss dieser Signalstoffe zu stehen und dann einen köstlich duftenden ofenfrischen Apfelkuchen abzulehnen, verlangt eine geradezu übermenschliche Disziplin. Übrigens sind das alles nicht nur wilde Behauptungen; man kann diese Signalstoffe im Blut messen.

Das alles erklärt, warum so viele Menschen es nicht schaffen abzunehmen – ohne dass sie »Versager« wären. Trotzdem ist es nicht unmöglich, Übergewicht loszuwerden. Dabei kann erstaunlicherweise ein als »Crashdiät« verachtetes Konzept erfolgreicher sein als alles, was als vernünftig gilt.

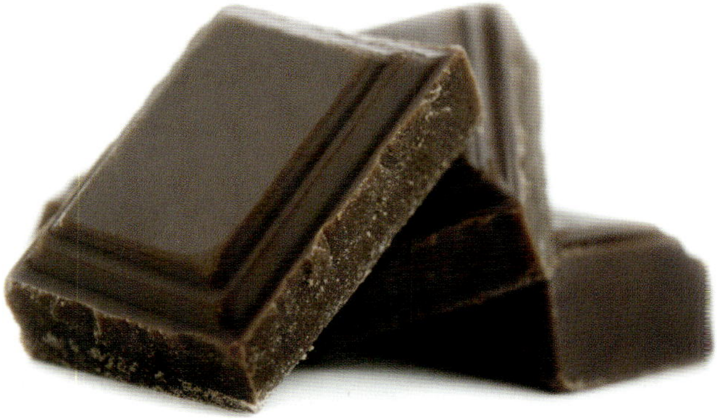

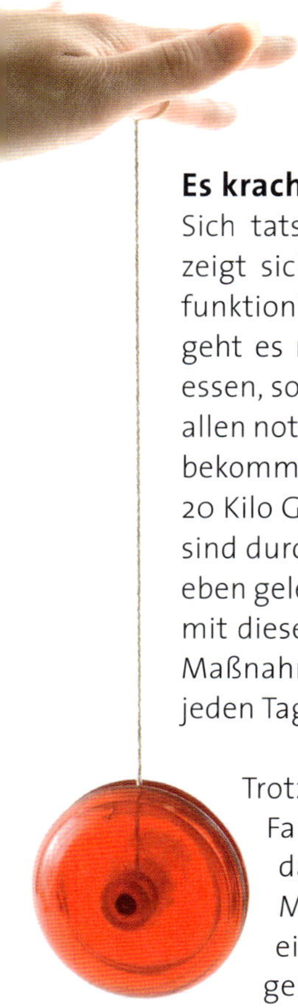

Es krachen lassen

Sich tatsächlich in Studien zu vertiefen, kann schockierend sein. Dann zeigt sich nämlich, dass ausgerechnet eine der Crashdiäten am besten funktioniert, vor denen wir doch alle immer gewarnt worden sind. Allerdings geht es nicht um irgendwelche Verrücktheiten wie nur noch Ananas zu essen, sondern um den Ersatz der regulären Mahlzeiten durch Shakes mit allen notwendigen Nährstoffen.[27] Mit diesen sogenannten Formula-Diäten bekommt der Körper nur 450 bis 600 Kalorien täglich, sodass man 18 bis 20 Kilo Gewicht verlieren kann, wenn man ein halbes Jahr durchhält – das sind durch Studien belegte Ergebnisse. Angesichts dessen, was Sie gerade eben gelesen haben, mag es Sie überraschen, dass es überhaupt Menschen mit diesem Durchhaltevermögen gibt. Doch offenbar ist so eine einfache Maßnahme mit klarer Marschroute für viele leichter zu bewältigen, als jeden Tag x-Mal eine »Darf ich?«-Entscheidung fällen zu müssen.

Trotzdem ist es genussvoller, sättigender und auch mit dem Familienleben besser vereinbar, wenn man auch mal etwas kauen darf. Deshalb wurden Konzepte erfunden, bei denen nicht alle drei Mahlzeiten des Tages durch Shakes ersetzt werden, sondern nur eine oder zwei. Wenn die »echten« Mahlzeiten kohlenhydratarm gestaltet werden, kann man nach einem knappen halben Jahr mit einem mittleren Gewichtsverlust von immerhin elf Kilo rechnen, so das Ergebnis einer Untersuchung.

Aber müsste der Jo-Jo-Effekt nicht besonders heftig zuschlagen, wenn Sie es beim Abnehmen derartig krachen lassen? Sind Sie am Ende womöglich dicker als vor der Diät? Die wissenschaftliche Überprüfung dieser Frage ergab folgendes Ergebnis: Vier bis fünf Jahre nach einer »vernünftigen« Diät mit kalorien- und fettreduzierter Mischkost betrug der Gewichtsverlust noch drei Kilo. Bei den Teilnehmern einer Formula-Diät (also Crash mit Shakes), die anfangs 20 Kilo abgenommen hatten, waren vier bis fünf Jahre später noch sieben Kilo weg. Das Jo-Jo war also wieder um 13 Kilo nach oben geschnellt, aber weil die Probanden am Anfang so viel mehr abgenommen haben, waren sie trotzdem noch schlanker als die vernünftigen Diäter. Jetzt werden Sie sich sicher fragen, ob das denn gesund sein kann, wenn das Gewicht auf diese Weise Fahrstuhl fährt. Das kommt darauf an. Negativ ist die Entwicklung bisherigen Erkenntnissen zufolge nur dann, wenn bei dem

27 Es gibt gesetzliche Vorgaben, welche Nährstoffe so ein Drink mindestens enthalten muss.

starken Gewichtsverlust am Anfang auch viel Muskelgewebe draufgegangen ist und die zurückgekehrten Kilos praktisch nur aus Fett bestehen. Damit hätte sich das Verhältnis von Fett- und Muskelgewebe deutlich zum Nachteil verändert, was das Risiko von Stoffwechselerkrankungen erhöht.

So kann es klappen

Die Frage, was mit den Muskeln passiert, ist ohnehin ein entscheidender Punkt beim Abnehmen. Wenn Sie nicht nur eine freundlichere Zahl auf der Waage sehen wollen, sondern wirklich überschüssiges Fett verschwinden soll, dann müssen Sie sich aktiv um den Erhalt Ihrer Muskeln kümmern und die Diät – egal welche – durch Krafttraining ergänzen! Wahrscheinlich haben Sie bisher nur davon gehört, dass Sie walken, joggen oder sonst eine Ausdauersportart machen sollten, um das Abnehmen zu unterstützen. Dazu werden Sie in Kapitel 15 noch mehr hören. Je mehr Muskelgewebe Ihr Körper versorgen muss, desto größer ist der Grundumsatz – also der Teil des täglichen Kalorienverbrauchs, für den Sie nichts machen müssen. Und sobald Sie dann aktiv werden, sind mehr Muskelzellen bei der Arbeit, verbrauchen also auch mehr Kalorien. Zudem bietet ein Plus an Muskelmasse auch mehr Speicherplatz für Glukose – was Sie vor der Insulinresistenz und all ihren Folgen bewahren kann.

Damit die Muskelmasse mindestens erhalten bleibt, muss die Diät jedoch genügend Proteine liefern (zu den haltlosen Warnungen vor einer proteinreichen Ernährung sei an Kapitel 4 erinnert). Andernfalls neigt der Körper dazu, die Muskelproteine abzubauen und daraus Glukose für das Gehirn zu basteln. Nach einer kohlenhydratbetonten Diät mit wenig Fett und Protein ist deshalb der Grundumsatz um fast 100 Kalorien niedriger als nach einer Low-Carb-Diät mit höherem Proteinanteil, selbst wenn die Probanden gleich viel Gewicht verloren haben. Das Protein ist auch deshalb entscheidend für den Erfolg einer Diät, weil dieser Nährstoff am stärksten und nachhaltigsten sättigt – und nur, wer sich satt fühlt, hat eine Chance, nicht den überall präsenten Verlockungen zu verfallen.

Wichtig für die Sättigung ist auch, nicht mit leerem Magen herumlaufen zu müssen. Selbst eine »Very low calorie diet« (zu Deutsch: Ernährung mit sehr wenig Kalorien) muss deshalb genügend hochwertige Ballaststoffe enthalten. Ein Shake braucht also lösliche Verbindungen wie Inulin oder beta-Glukan (siehe Seite 24), die im Magen aufquellen und ihn dadurch dehnen. Das löst eines der wichtigsten Sättigungssignale aus, die auf die

Steuerzentrale für Hunger und Appetit im Gehirn einwirken. Wie wichtig dieser Punkt ist, zeigen auch die Geschichten von Karin Liebe und Sabine Stöckle, die Sie auf den Seiten 112-115 lesen können. Noch stärker sättigend ist es, bei einer Diät nicht ausschließlich Shakes zu schlürfen, sondern auch ein wenig Gemüse zu essen – es füllt den Magen noch besser als es ein Drink je könnte und muss intensiv gekaut werden; auch das wird vom Gehirn registriert.

Zudem bietet das Gemüse Abwechslung im Geschmack. Damit kommen wir zum vierten wichtigen Punkt, der gewährleistet sein muss, wenn man abnehmen oder sein Gewicht halten will: Es muss schmecken. Je weniger Genuss das Essen bietet, desto übermenschlicher muss die Disziplin sein, um all den Leckereien zu widerstehen, die einem ständig angepriesen werden. Und was macht sowohl Gemüse als auch proteinreiche Lebensmittel besonders lecker? Fett. Auf Seite 29 haben Sie schon davon gehört, dass nicht der Fettanteil einer Mahlzeit oder der Ernährung insgesamt entscheidend für den Kaloriengehalt ist, sondern die Energiedichte. Sprich: Wie magenfüllend ist die Menge an Nahrung, die Sie für die erlaubten Kalorien essen dürfen. Wenn viel Gemüse auf dem Teller liegt, darf der Fettanteil ruhig höher sein, ohne den Kalorienrahmen zu sprengen.

Das Ganze funktioniert natürlich dann am besten, wenn Sie die Menge an Kohlenhydraten in der Ernährung niedrig halten – diese Kalorien können Sie sich wirklich sparen. Dadurch halten Sie zudem Ihren Insulinspiegel niedrig und machen es Ihrem Stoffwechsel überhaupt erst möglich, Fett zu verbrennen. Allein dadurch könnten Sie eine verfettete Leber kurieren! Dazu lesen Sie in Kapitel 16 mehr.

Fassen wir also zusammen, was sowohl eine Diät als auch ein langfristig schlank haltender Lebensstil brauchen: Bewegung und vor allem Muskeltraining, ausreichend Proteine und Ballaststoffe sowie genug Fett, um das ganze lecker gestalten zu können, und möglichst wenig Kohlenhydrate. Idealerweise stricken Sie sich daraus eine Diät, mit der Sie möglichst schnell möglichst viel Fett verlieren. Aber mindestens ebenso wichtig ist das, was danach passieren soll. Bisher weiß niemand, wie lange es dauert, bis der Körper ein deutlich niedrigeres Gewicht als »neues Normal« akzeptiert und nicht mehr dagegen ankämpft. Es ist nicht unwahrscheinlich, dass dieser Prozess ein oder zwei Jahre braucht. So lange dauert es jedenfalls, bis entleerte Fettzellen abgebaut werden und als Quelle für Hunger auslösende Botenstoffe ausscheiden. Sie brauchen also eine Strategie, der Sie *nach* der Diät über sehr lange Zeit ohne Frust folgen können, um das Erreichte zu stabilisieren.

Sie wollen so bleiben, wie Sie sind?

Aber vielleicht wollen Sie ja gar nicht abnehmen. Dafür kann es verschiedene Gründe geben. Möglicherweise sind Sie ein TOFI – nicht zu dick, sondern nur innerlich verfettet. Oder Sie haben Diäten einfach satt und nicht die geringste Motivation für einen neuen Versuch. Vielleicht sind Sie auch nur schon älter und haben Angst, dass ein Gewichtsverlust von 10, 20 oder mehr Kilo die Haut an Ihrem Körper herunterhängen lassen würde. Dann seien Sie beruhigt. Es ist ja schon mehrfach angesprochen worden: Sie müssen nicht unbedingt viel abnehmen, um das Risiko für Diabetes, Infarkte und Krebs zu senken, sondern nur das Fett in der Leber und den Organen loswerden. Wie das am effektivsten geht, erläutert das folgende Kapitel.

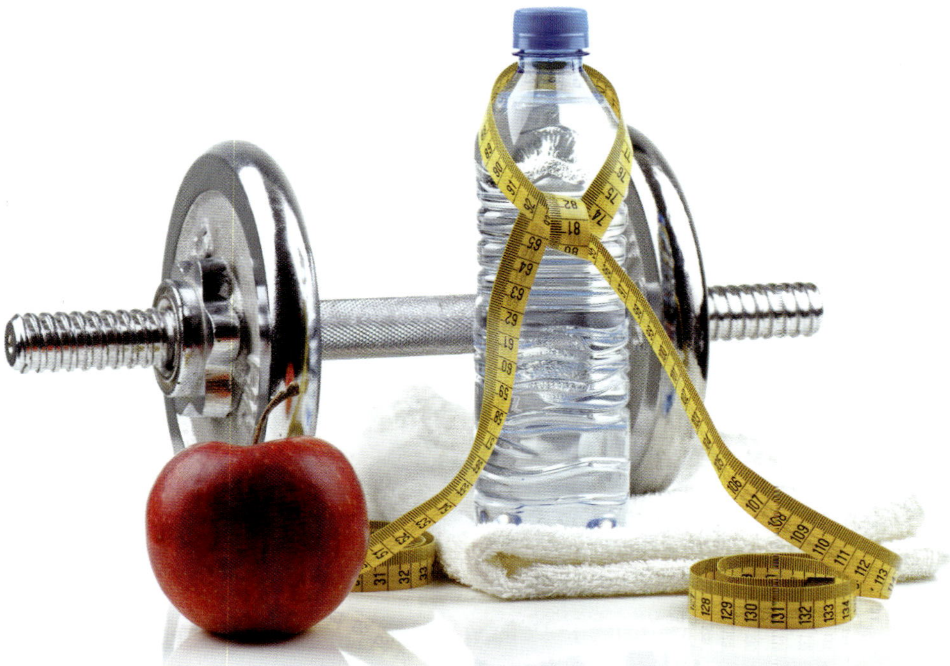

FALLGESCHICHTE

Mutter und Tochter: Große Skepsis, große Begeisterung

Karin Liebe:

Als ich anfing, meine Ernährung umzustellen, habe mich mit damals 76 Kilo eigentlich gar nicht zu dick gefühlt, aber es leuchtete mir ein, dass es für die Gesundheit problematisch sein kann, zu viel Kohlenhydrate zu essen und sich eher wenig zu bewegen. Ich versuchte, mich mehr nach der LOGI-Methode[28] zu ernähren, begann im Fitness-Studio zu trainieren und nahm innerhalb eines Jahres zehn Kilo ab. Trotzdem wurden meine Blutwerte schlechter – vermutlich, weil ich doch einfach zu viel Süßigkeiten gegessen habe. Ich war geradezu süchtig danach.

Karin Liebe, 66 Jahre, Größe 1,66 m

	Ausgangssituation	Nach 2 Wochen fasten	Zielwerte
Gewicht:	66 kg	64 kg	
BMI:	24 kg/m²	23 kg/m²	20–25 kg/m²
Bauchumfang:	84 cm	78 cm	< 80 cm
Langzeitblutzucker: (HbA_{1c})	6,1 %	5,6 %	< 6 %
Fatty-Liver-Index:	17	11	< 35

Also habe ich mich von meinem Arzt zum Leberfasten überreden lassen – bis dahin war mir das Pulver immer zu teuer gewesen. Dazu habe ich bei zwei Mahlzeiten entweder gedünstetes Gemüse oder Salat gegessen. Dadurch hat sich vor allem mein Blutdruck so verbessert, dass ich die Medikamente um etwa die Hälfte reduzieren konnte! Inzwischen komme ich sogar mit einer noch geringeren Dosis aus. Ich esse weiter

28 Details zu dieser Form einer kohlenhydrat- und insulinbewussten Ernährung erfahren Sie im Kapitel 16.

eher kohlenhydratarm und lege immer freitags einen Fastentag ein. Das zweiwöchige Leberfasten will ich in Zukunft einmal pro Jahr machen.

Der Anfang der Fastenzeit war ja nicht ganz leicht, aber ab dem dritten Tag ging es mir richtig gut. Ich hatte eine unglaubliche Energie! Plötzlich fiel es mir viel leichter, für meine Mutter da zu sein, die ich seit fünf Jahren pflege. Das ist auch so geblieben, ich bin wirklich ein ganz anderer Mensch geworden. Das hat auch meine Tochter bemerkt, die dem Leberfasten sehr skeptisch gegenüberstand. Sie hat immer gefragt, ob ich nicht Hunger oder gar Heißhunger hätte, aber da konnte ich ehrlich antworten: »Kein bisschen.« Irgendwann hat Sabine sich dann auch entschlossen, es auszuprobieren und schon richtig viel abgenommen. Ich bin unheimlich stolz auf meine Tochter und freue mich so sehr, dass man jetzt wieder sehen kann, wie schön sie ist.

Vorher

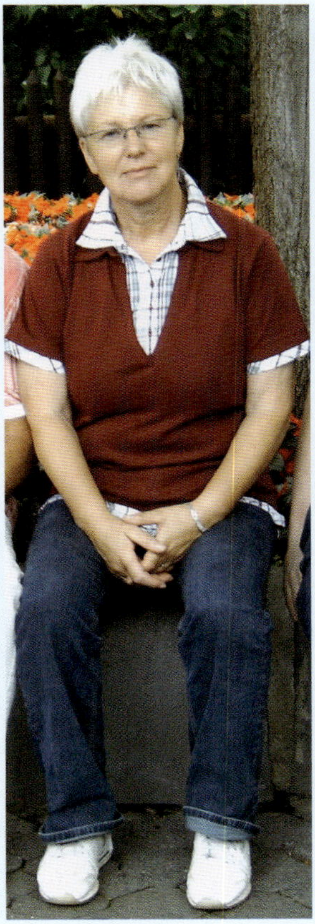

Nachher

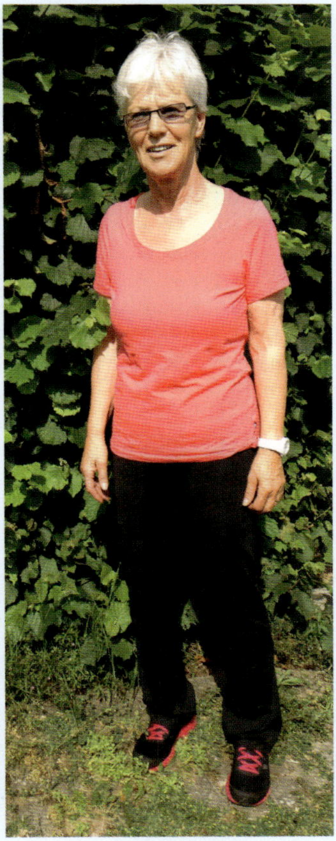

Sabine Stöckle:
Vom Leberfasten wollte ich partout nichts wissen, obwohl meine Blutzuckerwerte schon lange nicht gut waren und mein Arzt mich beschwor, etwas dagegen zu tun. Ich habe mich mit Händen und Füßen gewehrt, weil ich schon so vieles ausprobiert hatte, um mein Übergewicht loszuwerden, immer vergeblich. Ich bin jedes Mal fast umgekommen vor Heißhunger. Und die Vorstellung, Shakes zu schlürfen, fand ich völlig daneben. Dann fing meine Mutter damit an und behauptete: »Ich fühle mich jeden Tag fitter.« Zuerst war ich überzeugt, dass sie das nur sagt, um mich zum Mitmachen zu verlocken. Aber irgendwann konnte ich selbst sehen, wie gut es ihr ging, und wollte es auch versuchen.

Sabine Stöckle, 45 Jahre, Größe 1,70 m

	Ausgangssituation	Nach 2 Wochen fasten	Zielwerte
Gewicht:	98 kg	94 kg	
BMI:	34 kg/m²	33 kg/m²	20–25 kg/m²
Bauchumfang:	100 cm	93 cm	< 80 cm
Langzeitblutzucker: (HbA_{1c})	6,7 %	6,5 %	< 6 %
Fatty-Liver-Index:	177	51	< 35

Die ersten drei Tage waren richtig schwer für mich, ich kam mir vor wie auf Entzug. Meine Laune war so übel, dass meine Kinder und Arbeitskollegen schon ihre Bemerkungen dazu machten, denn sonst bin ich eigentlich immer gut drauf. Doch am vierten Tag änderte sich plötzlich alles, so als hätte jemand einen Schalter umgelegt. Von da an bin ich wie ein Schmetterling durch den Tag geflattert und hatte keinen Hunger mehr, Heißhunger schon gar nicht. Außer den Shakes, die ich richtig gerne mag, habe ich Salat gegessen oder Rohkost, manchmal auch eine Gemüsesuppe oder Brühe.

In den ersten zwei Wochen habe ich knapp vier Kilo abgenommen, vor allem aber richtig viel Bauchumfang verloren. Außerdem bewegte sich der Langzeitblutzuckerwert endlich mal nach unten, und auch die Cholesterinwerte waren deutlich besser. Da wusste ich: Es funktioniert, ich mache weiter. Jetzt esse ich eine Mahlzeit ohne Kohlenhydrate pro Tag und trinke zwei Shakes – und erstaunlicherweise vermisse ich nichts. Man kann ja sogar essen gehen, denn es ist eigentlich immer möglich, statt der Beilage mehr Gemüse oder Salat zu bekommen. Ich hab auch keine Gelüste, nicht mal auf Nudeln, dabei hätte ich mich da früher geradezu reinlegen können. Neulich habe ich zum ersten Mal nach vier Monaten ein wenig Schokolade gegessen und einem Osterhasen ein Ohr abgeknabbert. Das hat mir schon gereicht, ich fand es fast zu süß.

Nach inzwischen sechs Monaten habe ich 21 Kilo abgenommen, und mein Blutzuckerwert ist inzwischen geradezu jungfräulich: 5,8 Prozent. Ich bin so dankbar und muss wirklich bei meinem Arzt und seinem Team Abbitte leisten – ein Jahr lang war ich richtig biestig zu denen, wenn sie mich wieder mal auf einen neuen Kurs zum Leberfasten angesprochen haben. Bis auf 70 Kilo will ich es schaffen und mir dann eine weitere Low-Carb-Mahlzeit pro Tag erlauben – bis ich sicher bin, dass die Kilos nicht wieder zurückkommen. Danach geht es Low-Carb weiter, mit einem Fastentag pro Woche. Ich falle garantiert nicht wieder in alte Ernährungsgewohnheiten zurück!

Vorher

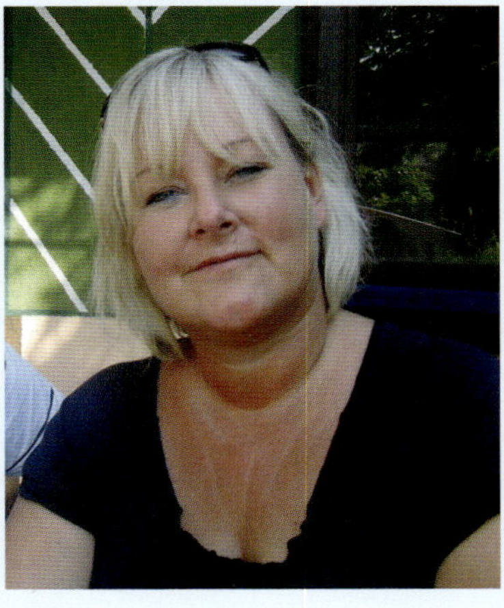

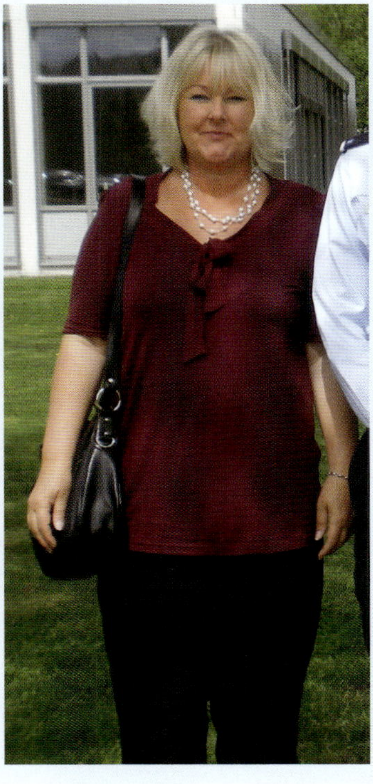

Nachher

KAPITEL 14 – ENTRÜMPELUNGSKUR FÜR DIE LEBER

Inzwischen weiß man, was der Körper braucht, um das verirrte Fett in der Leber und anderen Organen schnellstmöglich loszuwerden: eine krasse Kalorieneinschränkung. Dieser Tatsache kam man durch die Effekte von Operationen auf die Spur, die den Magen verkleinern oder umgehen. Schon kurz nach dem Eingriff hatten die Patienten plötzlich vorbildliche Blutwerte, und sogar bestehende Diabeteserkrankungen waren verschwunden, obwohl sie zu dem Zeitpunkt noch kaum etwas abgenommen hatten. Es ist aber zum Glück nicht nötig, solche drastischen Operationen über sich ergehen zu lassen, denn der gleiche Effekt lässt sich auch durch Fasten erreichen. Doch die üblichen Fastenkonzepten sind für die Heilung einer Fettleber und einer lang anhaltenden Umstimmung des Stoffwechsels nicht optimal gestaltet – einigen fehlen die Proteine, andere liefern zu viele Kohlenhydrate oder machen nicht richtig satt. Mit dem Leberfasten wurde daher ein neues Konzept entwickelt, das alle derzeit verfügbaren wissenschaftlichen Erkenntnisse berücksichtigt. Der Start des Leberfastens wird immer durch einen geschulten Arzt oder Ernährungsberater betreut, sodass es auch von Menschen mit Vorerkrankungen durchgeführt werden kann. Der Effekt hält auch ohne weitere Maßnahmen einige Monate an, und die Wirkung lässt sich noch ausweiten, wenn man danach mehr Bewegung in den Alltag einbaut und/oder die Ernährung insulinbewusster gestaltet.

Diabetes wegoperieren?

Am 17. Januar 2011 meldete die »Welt« eine Sensation: »Diabetes kann mit neuer Methode wegoperiert werden!« Wäre dies eine Nachricht aus den Weiten des Internets gewesen, hätte jeder sie vermutlich einfach als völlig absurd verworfen und gar nicht erst durchgelesen. Aber es war ja eine seriöse Tageszeitung, also mögen sich viele Leser doch in den Artikel vertieft haben. Um welche Operation mag es sich gehandelt haben, vielleicht die Transplantation einer neuen Bauchspeicheldrüse? Keineswegs, es ging um eine sogenannte bariatrische Operation, also die Verkleinerung oder weitgehende Umgehung des Magens. Dadurch soll bei schwerst übergewichtigen Menschen (ab BMI 40 beziehungsweise 35 bei bereits bestehenden Erkrankungen) das Abnehmen erzwungen werden, weil sie nach dem Eingriff schneller satt sind, weniger Appetit haben und/oder die Nahrung weniger effektiv verwertet wird.

Die Sache funktioniert auch. Statt 3.000 Kalorien oder mehr essen die Operierten nur noch etwa 700 Kalorien täglich, verlieren so in den ersten 12 bis 18 Monaten zwischen 30 und 40 Prozent ihres Ausgangsgewichtes und können dieses neue Niveau über lange Zeit weitgehend erhalten. Der Effekt auf ihre Gesundheit ist riesig: 70 bis 80 Prozent der operierten Typ-2-Diabetiker können danach komplett auf ihre Medikamente verzichten und normale Blutzuckerwerte erreichen. Damit sind sie per Definition keine Diabetiker mehr. Die restlichen 20 bis 30 Prozent können ihren Bedarf an Tabletten beziehungsweise ihre Insulindosis meist deutlich reduzieren – auch nicht schlecht. Bei manchen taucht der Diabetes allerdings nach einigen Jahren wieder auf. Die Untersuchung dieser Fälle lässt vermuten, dass bei diesen Patienten die Bauchspeicheldrüse vor dem Eingriff stärker und länger belastet gewesen war als bei den dauerhaft geheilten. Außerdem zeigte sich: Je sportlicher man sein Leben nach dem erfolgreichen Abnehmen gestaltet, desto größer ist die Chance, das erneute Abrutschen in den Diabetes zu verhindern. Im Vergleich zu medikamentös behandelten Diabetikern bekommen die Operierten zudem seltener Herz-Kreislauf-Erkrankungen und Krebs, ein bestehendes polycystisches Ovarialsyndrom verschwindet und es kommt nicht mehr zu nächtlichen Atemstillständen (Schlafapnoe).

Stutzig machte die Forscher allerdings die Tatsache, dass man keineswegs monatelang warten muss, bevor sich diese Effekte einstellen, im Gegenteil: Der Diabetes verschwindet bereits unmittelbar nach der Operation! Schon wenige Tage nach dem Eingriff sind die zuvor ungeheuer hohen Nüchternblutzuckerwerte wieder weitgehend normal oder sogar völlig unauffällig, und auch Blutdruck und Blutfettwerte normalisieren sich. Also können diese Veränderungen nichts mit dem Gewichtsverlust zu tun haben, denn zu diesem Zeitpunkt haben die Patienten noch fast gar nichts abgenommen. Während die Chirurgen noch über die beste OP-Methode streiten, ist längst belegt: Nicht die Operation an sich heilt den Diabetes und reduziert die anderen Risikofaktoren, sondern die deutliche Unterversorgung des Körpers mit Kalorien und die dadurch ausgelöste Entfettung der Leber und anderer Organe! Und das kann man auch ohne Operationen erreichen: nämlich mit Fasten.

Das Kalorienminus muss krass sein

Wenn man dem Körper deutlich weniger Kalorien bietet, als er braucht, muss er sich die Energie aus den Vorratslagern holen. Es zeigt sich, dass er unter diesen Umständen vor allem das Fett in den Organen verheizt, allen voran der Leber. Er trennt sich also bevorzugt von dem verirrten Fett, das ihn besonders belastet – eigentlich logisch.

Das hat unter anderem eine englische Forschergruppe von der Universität Newcastle gezeigt. Die Versuchspersonen – alles Diabetiker – durften täglich 600 Kalorien als Shakes und zusätzlich 200 Kalorien in Form von Gemüse und etwas Dip zu sich nehmen. Innerhalb von einer Woche nahmen sie nur knapp vier Kilo ab (das entsprach etwa vier Prozent ihres Ausgangsgewichtes), verloren aber 30 Prozent des Fettes in der Leber! Auch die Bauchspeicheldrüsen der Probanden wurden bereits in dieser ersten Woche zehn Prozent ihrer Fetteinlagerungen los. Diese Entwicklung reichte schon, um die Leber wieder insulinsensitiv zu machen und dadurch einen der beiden Teufelskreise (siehe Seite 73) zu unterbrechen – der Nüchternblutzucker sank auf Normalniveau. Zugleich funktionierte die Bauchspeicheldrüse wieder besser und konnte nach den Mahlzeiten ausreichend Insulin ausschütten. Nach nur einer Woche waren die Probanden keine Diabetiker mehr. Zugleich normalisierte sich auch der Fettstoffwechsel – erkennbar an verbesserten Blutwerten – sodass das Risiko für Herz-Kreislauf-Erkrankungen wie Infarkte sank.

Während der folgenden sechs bis acht Wochen verloren die Probanden 15 Prozent ihres Ausgangsgewichtes, und das Fett aus der Bauchspeicheldrüse verschwand so weit, dass sogar bereits tot geglaubte beta-Zellen ihre Arbeit wieder aufnehmen konnten. Jetzt unterschied sich auch die maximale Insulinausschüttung nicht mehr von Gesunden. Die insulinproduzierenden Zellen waren also nur von den belastenden Fettmassen »metabolisch gehemmt« gewesen und nicht tot. Die Forschergruppe aus Newcastle hat zum ersten Mal bewiesen, dass erlahmte beta-Zellen wieder zum Arbeiten angeregt werden können, indem man sie entfettet. Allerdings muss einschränkend gesagt werden, dass die Diabetesdiagnose bei den Teilnehmern der Studie maximal vier Jahre zurücklag. Inwieweit sich lahm gelegte beta-Zellen auch nach einer längeren Zeit wieder erholen können, muss vorerst offen bleiben.

Von täglich maximal 800 Kalorien satt zu werden, ist mit einer gemischten Kost unmöglich; zumal wenn man auch noch alle Nährstoffe in ausreichender Menge bekommen will. Es bleibt also praktisch nur das Fasten mit Formula-Pulvern. Andere Formen des Fastens entfetten die Leber zwar auch, und der Effekt ist naturheilkundlich orientierten

Medizinern wohlbekannt, aber sie enthalten zu wenig oder qualitativ unzureichende Proteine und führen dadurch fast immer zu einem Abbau von Muskelgewebe. Weiterhin sind die meisten Formula-Pulver auf dem Markt für den Zweck der Leberentfettung nicht optimal zusammengesetzt, weil sie zu viele Kohlenhydrate enthalten. Das gilt auch für die Shakes, die von der Forschergruppe aus Newcastle verwendet wurden. Mit kohlenhydratreduzierten Pulvern hätten die Probanden ihre guten Ergebnisse mit Sicherheit noch schneller erzielen können. Je weniger Kohlenhydrate zugeführt werden, desto niedriger ist die Insulinkonzentration im Blut – und das zwingt den Körper noch stärker dazu, Fett zur Energiegewinnung zu nutzen. Eine für die Entfettung der Leber optimale Form des Fastens musste also erst noch entwickelt werden – und auch das dazu passende Pulver aus hochwertigen Zutaten (kein Sojaprotein). So entstand das »Leberfasten nach Dr. Worm«. Die Details dazu finden Sie auf den Seiten 121-123.

Inzwischen gibt es viele Erfahrungen mit diesem neuen Konzept: Es wirkt hervorragend. Auch Menschen, die jeder Diät den Rücken gekehrt haben, können die intensive Fastenphase von zwei Wochen meist gut durchhalten – vor allem, weil sie währenddessen wirklich satt werden. Viele berichten über einen immensen Energieschub, weil die unnatürliche Erschöpfung verschwindet, die von einer überlasteten Leber ausgeht. Der Gewichtsverlust ist in diesen zwei Wochen meist eher gering und liegt nur bei drei bis fünf Prozent des Ausgangsgewichtes. Wie die Blutwerte zeigen, reicht das aber für eine deutliche Entlastung des Stoffwechsels. Um auch die Muskeln wieder insulinsensitiv zu machen und dadurch einer neuerlichen Verfettung der Leber vorzubeugen, muss man jedoch mehr tun.

Wie geht es danach weiter?

Die positiven Effekte halten nach bisherigen Erfahrungen sechs bis zwölf Monate an, selbst wenn man danach in den alten Lebensstil zurückfällt. In dem Fall spricht nichts dagegen, die intensive Fastenkur ein- bis zweimal im Jahr zu wiederholen oder regelmäßig drei aufeinander folgende Leberfastentage pro Monat einzulegen. Das bietet sich besonders für langjährige Diabetiker an, falls sich nicht mehr genug beta-Zellen aktivieren lassen, um wieder ganz gesund zu werden. Aber der Nüchternblutzucker sinkt durch das Entfetten der Leber trotzdem auf normale Werte, dadurch sinkt die Blutzuckerbelastung des Körpers (erkennbar am besseren Langzeitblutzuckerwert HbA_{1c}), sodass man mit weniger Medikamenten auskommt.

Die meisten Menschen entscheiden sich jedoch dafür, ihren Anfangserfolg weiter auszubauen. Denn wenn man es schafft, mindestens zehn Prozent des Ausgangsgewichtes zu verlieren, werden auch die Muskeln wieder insulinsensitiv. Um das zu erreichen, kann man zum Beispiel weiter ein oder zwei Mahlzeiten täglich durch Shakes ersetzen. Für welchen Weg Sie sich auch entscheiden, mit oder ohne Fasten: Langfristig haben Sie die größten Erfolgsaussichten, wenn Sie Ihre Ernährung neu orientieren und mehr Bewegung in Ihren Alltag einbauen. Dazu mehr ab Seite 124.

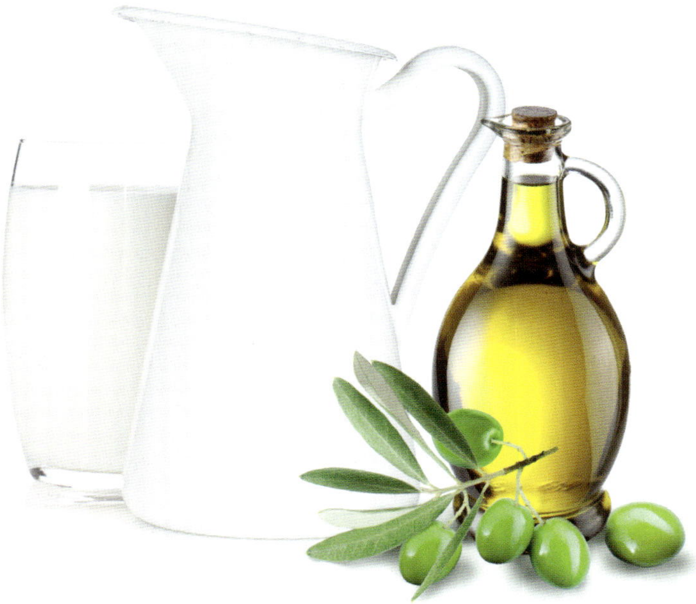

Leberfasten nach Dr. Worm: Ein speziell entwickeltes Konzept

Um alle aktuellen wissenschaftlichen Erkenntnisse zu berücksichtigen, musste ein ganz neues Fastenkonzept entwickelt werden. Vor allem gab es kein Formula-Pulver auf dem Markt, das für die Entfettung der Leber optimal zusammengestellt gewesen wäre. So entstand das Produkt Hepafast mit einer speziell auf die Bedürfnisse der Leber zugeschnittenen Rezeptur. Wie gesetzlich vorgeschrieben, enthält es alle notwendigen Nährstoffe, um den Körper allein rundum versorgen zu können – Omega-3-Fettsäuren (DHA und EPA) sowie Vitamin E sogar in höherer Konzentration. Darüber hinaus enthält das Pulver weitere Nährstoffe, die sich in Studien als vorteilhaft für die Leber gezeigt haben: Cholin, Carnitin und Taurin (siehe Kapitel 6). Als Ballaststoffe wurden beta-Glukan und Inulin gewählt, die nicht nur für die Leber besonders günstig sind, sondern auch überaus gut sättigen (siehe Seite 24). Als Proteinquelle dient Molke, die eine Entfettung der Leber besonders zu begünstigen scheint. Zudem wird das Pulver mit Milch angerührt.

Weil das Leberfasten speziell für Menschen gedacht ist, deren Stoffwechsel nicht gesund ist oder die sogar schon Herz-Kreislauf-Probleme oder Diabetes haben, kann man das Pulver nicht einfach so kaufen. Man bekommt es zunächst nur über einen geschulten Berater. Die meisten gibt es in den Zentren der Partnerfirma Bodymed, die schon länger ein ärztlich unterstütztes Abnehmprogramm mit Formula-Diäten anbieten. Es gibt aber auch viele selbstständig arbeitende Ärzte und Ernährungsberater, die das Leberfasten begleiten. Alle Anbieter findet man unter dem Menüpunkt »Berater suchen« auf der Internetseite www.leberfasten.de. Um die Stoffwechselsituation vor und nach dem Leberfasten einschätzen zu können, sollten aktuelle Blutwerte entweder bereits vorliegen oder erhoben werden.

Die Kosten für das Programm sind sehr verschieden, je nachdem ob die Anbieter ihre Kunden in einem Gruppenkurs oder in Einzelsitzungen beraten und ob die Laborkosten für Analyse der Blutwerte mit einfließen. Das Pulver selbst, das man als registrierter Patient mit einem Passwort über ein Onlineportal beziehen kann, kostet 133 Euro für die drei Dosen, die man für ein zweiwöchiges Fasten braucht. Zusammen mit der Milch kostet ein Shake, der ja eine vollwertige Mahlzeit ersetzt, also etwa 3,50 Euro.

Der Ablauf

Zusätzlich zu den drei Dosen des Hepafast-Pulvers benötigt man pro Tag etwas mehr als einen Liter Milch mit einem Fettgehalt von 1,5 Prozent, verschiedene Gemüse und hochwertige Öle wie Oliven-, Walnuss-, Hanf-, Raps-, Kürbiskern- oder Leinöl. Zum Anbraten von Gemüse kann auch natives Kokosöl verwendet werden. Außerdem sollte man genug Wasser vorrätig haben und Teesorten, die man gerne mag. Am Abend vor dem Start sollte man den Körper bereits auf die kommende Zeit einstimmen. Das heißt: Keine kohlenhydratreichen Beilagen wie Nudeln, Reis oder Kartoffeln essen und keinen Alkohol trinken, dafür aber reichlich kalorienfreie Getränke wie Wasser oder Kräutertee.

In den kommenden zwei Wochen nimmt man morgens innerhalb der ersten Stunde nach dem Aufstehen den ersten Hepafast-Drink des Tages zu sich. Er wird aus vier gestrichenen Messlöffeln Pulver und 350 Milliliter fettarmer Milch zubereitet, die im Shaker kräftig geschüttelt werden müssen. Danach den Shake möglichst bald trinken, weil er nach einer Weile sehr dickflüssig wird, wenn die satt machenden Ballaststoffe aufquellen. Wer den Shake lieber löffeln möchte, kann das Pulver auch mit 350 g Magerquark und 100 ml Mineralwasser anrühren. Während des Vormittags sollte man viel trinken – idealerweise mindestens ein Liter Wasser und ungesüßten Tee. Kaffee ist erlaubt, und er darf auch mit einer kleinen Menge 1,5-prozentiger Milch verfeinert werden. Kondensmilch, Sahne oder Zucker sind tabu, und auch mit Süßstoff sollte gespart werden. Falls Essgelüste auftauchen, darf man einmal am Tag eine Tasse Gemüsebrühe trinken.

Nach fünf bis maximal sechs Stunden kann man den nächsten Shake trinken, der genauso zubereitet wird wie morgens. Dazu darf eine Portion gedünstetes Gemüse oder Salat und Rohkost gegessen werden, jeweils mit einem Teelöffel Öl zubereitet oder mit magerem Dip verfeinert. Zwischen Shake und Gemüsemahlzeit kann auch eine Pause liegen; sie sollte nur nicht länger als eine Stunde sein. Ob man zuerst den Shake oder zuerst das Gemüse zu sich nimmt, spielt keine Rolle. Am Nachmittag wieder viel trinken.

Nach erneut fünf bis sechs Stunden kann man das Abendessen einnehmen, für das die gleichen Vorgaben gelten wie mittags. Alternativ darf man auch nur eine der beiden Mahlzeiten durch Gemüse ergänzen und dafür dann bei der anderen mehr essen. Wichtig ist nur, dass man insgesamt durch Gemüse, Öl und Dip täglich nicht mehr als 200 Kalorien zu sich nimmt. Bei der Berechnung, wie viel man sich dafür »leisten«

darf, hilft die Kalorientabelle im Anhang. Ein Beispiel sei hier genannt: 1 Tomate, 1/3 Salatgurke und 100 g Kopfsalat plus 1 TL Olivenöl liefern 100 Kalorien. Auch am Abend sollte viel getrunken werden, allerdings keinen Alkohol – der ist während der gesamten Fastenzeit strikt verboten.

Was beachtet werden muss

Wer Medikamente einnehmen muss, sollte vorher mit dem behandelnden Arzt sprechen – gegebenenfalls muss die Dosis angepasst werden. Erfahrungsgemäß müssen bestimmte Wirkstoffe zur Regulierung des Blutzuckers unmittelbar vor Beginn des Leberfastens reduziert werden und solche gegen zu hohen Blutdruck nach der ersten Woche.

Sollten die Shakes starke Blähungen oder sogar Durchfall hervorrufen, könnte eine Laktoseunverträglichkeit dahinterstecken. Dann sollte man das Pulver mit laktosefreier Milch zubereiten. Milchersatzprodukte aus Soja, Hafer, Mandeln oder Reis sind dagegen allenfalls eine Notlösung, weil die Nährstoffzufuhr während der Fastenzeit damit nicht optimal ist. Kreislaufprobleme oder Kopfschmerzen können auftreten, wenn man nicht genug trinkt oder das Mineralwasser nicht genug Natrium enthält – es sollten 100 bis 300 Milligramm pro Liter sein. Alternativ kann man auch das Gemüse etwas mehr salzen. Auch Magnesium als Nahrungsergänzungsmittel wirkt stabilisierend auf den Kreislauf.

Während der Fastenzeit kann man genauso weiterleben wie bisher; nur die ersten drei Tage sollten möglichst nicht so hektisch und anspruchsvoll sein. Auch Sport ist möglich, vor allem wenn man das Training gewohnt ist. Allerdings ist man in der ersten Woche meist etwa 10 bis 20 Prozent weniger leistungsfähig als sonst. Wer dann das übliche Tempo durchzieht, könnte einen »Hungerast« erleben, also eine kurzfristige Unterzuckerung mit Schwindel, Zittern und Übelkeit. Das ist unangenehm, geht aber schnell wieder vorüber, wenn man dem Körper etwas Ruhe gönnt.

Nach den zwei Wochen Leberfasten sollte die Blutwerte, Gewicht und Bauchumfang erneut gemessen werden. So lässt sich feststellen, inwieweit sich der Stoffwechsel bereits normalisiert hat. Wenn der Fatty-Liver-Index anfangs sehr hoch war, kann es etwas länger dauern, bevor er deutlich sinkt. Wer möchte, kann die Fastenzeit auch länger ausdehnen oder danach regelmäßig einen Fastentag pro Woche einlegen.

KAPITEL 15 – LIEBER FIT ALS LEBER FETT

Die Leber durch eine Fastenzeit zu entfetten, bringt zwar den Stoffwechsel schnell wieder in die Balance, aber das allein macht die Muskeln meist noch nicht wieder insulinsensitiv. Wer bei seiner bisherigen Lebensweise bleibt, die häufig einen zu bequemen Alltag mit einer üppigen und kohlenhydratbetonten Ernährung vereint, wird sich deshalb nach einer Weile am gleichen Ausgangspunkt wiederfinden: Leber verfettet, Infarktund Diabetesrisiko hoch. Sie müssen also Bewegung in die Sache bringen!

Die Ausführungen in Teil II haben Sie ja bereits darauf vorbereitet: Zur Vorbeugung und Therapie der Fettleber ist es wichtig, dass die Muskeln ordentlich Arbeit bekommen. Doch anders als man häufig hört, sollte man beim Ausdauersport durchaus aus der Puste kommen – dann werden nämlich die Zuckerspeicher der Muskeln verheizt und neuer Platz für Glukose aus der nächsten Mahlzeit geschaffen. Das bedeutet aber keineswegs, dass Bewegung in gemäßigtem Tempo nutzlos wäre. Dabei werden übermäßige und häufig unphysiologisch abgelagerte Fette im Muskelgewebe verbrannt. Je regelmäßiger man die Muskeln auf diese Weise »ausmistet«, desto besser reagieren sie wieder auf das Hormon Insulin.

Noch wichtiger als Ausdauer- und Spielsportarten ist jedoch Krafttraining. Viele Menschen verbinden diesen Begriff nur mit schrankbreiten jungen Männern, dabei ist der Aufbau und Erhalt von Muskelmasse für alle enorm wichtig. Was immer Ihr Ziel ist – gesund zu werden und zu bleiben, gut auszusehen, abzunehmen oder als älterer Mensch aktiv und selbstständig zu sein – Krafttraining ist der beste Weg, dieses Ziel zu erreichen.

Bringen Sie Bewegung in die Sache!

Erinnern Sie sich noch an die zwei tieferen Ursachen der Fettleber? Die eine liegt im Fettgewebe, das sich unter Sauerstoffmangel entzündet und dadurch insulinresistent wird. Das führt zu einem Aufnahmestopp für neues Fett und lässt bereits eingelagerte Fettmoleküle ins Blut entweichen. Deren Energie wird aber in einem bequemen Leben mit nur geringem Kalorienverbrauch nirgendwo benötigt und muss darum an Stellen abgelagert werden, die dafür eigentlich nicht geeignet sind.

Die andere Ursache liegt darin, dass die arbeitslosen Muskeln insulinresistent werden. Weil der Körper abbaut, was nicht genutzt wird, verlieren die Muskeln viele ihrer Enzyme und können dadurch schlechter Zucker als Glykogen speichern. Bei einer kohlenhydratbetonten Ernährung sind sie ja ohnehin randvoll davon, obwohl dieser Supersprit ohne anstrengende Aktivitäten nicht gebraucht wird. Die Glukose aus der Nahrung kann also kaum noch in die Muskelzellen geschleust werden. Weil auch die Speicher der Leber in dieser Situation übervoll sind, muss der Zucker in Fett umgewandelt und im Unterhautfettgewebe geparkt werden. Wenn das aber auch schon dicht gemacht hat – siehe oben – irren die Fettmoleküle auf der Suche nach einem Lagerplatz im Körper herum. Zu diesen zweifelhaften Lagerplätzen gehören auch die Muskelzellen. Wenn sich dort deutlich mehr Fett breit macht, als verbraucht werden kann, verstärkt dies die Insulinresistenz weiter.

Sie sehen schon: Der einzige Ausweg liegt darin, mehr Schwung ins Leben zu bringen! Wie Sie dem zweiten Versuch aus Yale gesehen haben (Seite 77) reicht schon ein einziger Ausbruch an Aktivität, um die aktuelle Lage zu verbessern. Kommt man aus der Puste, verbrauchen die Muskeln das eingelagerte Glykogen, und bei Bewegung auf niedrigerem Niveau (ein langer Spaziergang oder eine Tour mit dem Rad) verheizen sie eingelagertes Fett. Beides tut sowohl dem Muskel als auch dem gesamten Stoffwechsel und nicht zuletzt der Leber ungeheuer gut. Durch das Räumen der Lager wird sofort wieder das Enzym aktiviert, das für die Speicherung von Glykogen unentbehrlich ist. Wer jetzt einen Teller Nudeln oder ein Stück Kuchen verdrückt, hat in den Muskeln also wieder Platz für die Kohlenhydrate und auch den »Gabelstapler« (die notwendigen Enzyme), um sie in diese Lager hinein zu befördern. Die üblen Folgen der Insulinresistenz bleiben also aus: Keine überhöhte Insulinkonzentration im Blut, keine Fettbildung aus Kohlenhydraten, keine im Körper herumvagabundierenden Fettmoleküle. Selbst wenn Sie insulinresistent sind, dürfen Sie also gefahrlos kohlenhydratreiche Gerichte genießen – wenn Sie sich diese zuvor mit Sport verdient haben!

Studien zeigen, dass der schützende Effekt eines anstrengenden Trainings einen halben bis einen ganzen Tag lang anhält. Das bedeutet: Selbst wenn Sie es nicht schaffen, so viel Gewicht abzunehmen, dass die Muskeln wieder dauerhaft insulinsensitiv sind, können Sie Ihre Gesundheit schützen, indem Sie täglich aktiv werden. Diesen Weg hat Wolfgang Nicolaus gewählt, dessen Geschichte Sie auf der folgenden Doppelseite lesen können. Ob Sie joggen, radeln, tanzen, skaten, schwimmen oder ganz andere Dinge tun: Je mehr Muskelgewebe beim Sport und bei ganz normalen Alltagsaktivitäten arbeitet, umso besser.

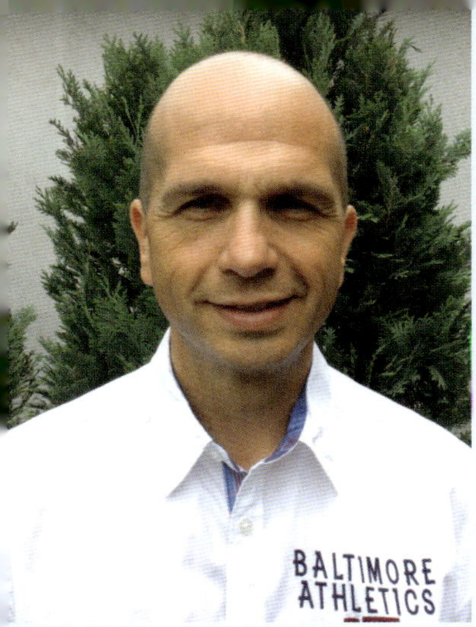

FALLGESCHICHTE

Wolfgang Nicolaus: Pasta nur noch mit Sport

In den vergangenen fünf Jahren habe ich nach und nach 15 Kilo zugenommen, obwohl ich viel Sport treibe und 5.000 Kilometer pro Jahr auf dem Rad zurücklege. Ich habe nie so richtig verstanden, wie das möglich ist. Heute vermute ich: Es waren einfach zu viele Kohlenhydrate. Irgendwann kamen bei einer Blutuntersuchung Werte heraus, die alle roten Lampen aufleuchten ließen: Ich hatte eine Fettleber und war auf dem besten Wege, Diabetes zu bekommen! Der Cholesterinspiegel war zuvor schon öfter als zu hoch aufgefallen; meine Hausärztin wollte mir sogar schon Medikamente dagegen verschreiben, aber mir waren die möglichen Nebenwirkungen einfach zu krass.

Wolfgang Nicolaus, 45 Jahre, Größe 1,81 m

	Ausgangs-situation	Nach 2 Wochen fasten	Zielwerte
Gewicht:	94 kg	87 kg	
BMI:	29 kg/m²	27 kg/m²	20–25 kg/m²
Bauchumfang:	103 cm	94 cm	< 80 cm
Nüchternblutzucker:	117 mg/dl	80 mg/ dl	60–100 mg/dl
Langzeitblutzucker: (HbA_{1c})	5,6 %	5,3 %	< 6 %
Fatty-Liver-Index:	81	29	< 35
GGT (Leberwert):	33 U/l	10 U/l	< 40

Das alles war für mich der Grund, das Leberfasten auszuprobieren. Ich habe dreimal täglich den Shake getrunken, mittags Rohkost dazu gegessen, abends gedünstetes Gemüse – alles ohne Dressing, Dip oder Sauce. Schon nach diesen zwei Wochen hatten sich die Blutwerte drastisch verbessert, und auch das Leberfett war weitgehend verschwunden, wie das Ultraschallbild zeigte. Das war für mich ein Ansporn, weiter dran zu bleiben und mich überwiegend nach der LOGI-Methode zu ernähren. Mir ging es gar nicht so sehr darum abzunehmen, ich wollte »nur« meine Gesundheit retten. Trotzdem freue ich mich natürlich darüber, inzwischen 18 Kilo verloren zu haben.

Meine Ernährung richte ich seit den Fastenwochen danach aus, wie viel ich mich an dem Tag bewegen werde. An eher gemütlichen Tagen esse ich nur zum Frühstück Kohlenhydrate und sonst LOGI. Zum Glück unterstützt meine Frau mich dabei, obwohl sie als Italienerin unheimlich gerne Pasta isst. Die gibt es bei mir aber nur, wenn auch Sport auf dem Programm steht! Außerdem achte ich darauf, nicht mehr zwischendurch zu essen und lege ich alle zwei Wochen montags einen Fastentag ein. Das fühlt sich immer so an, als würde eine Reset-Taste gedrückt.

Heute bin ich viel leistungsfähiger als noch vor einem halben Jahr, mein Ruhepuls hat sich von 94 auf 71 verringert, und ich kann sogar wieder joggen! Das ging lange nicht, weil ich Schmerzen in den Gelenken hatte – die sind jetzt völlig verschwunden. Ich fühle mich einfach rundum wohl.

Muskeln? Welche Muskeln?

Falls Ihnen je ein Bein in Gips gelegt wurde, wissen Sie: Muskelgewebe schwindet wie Schnee in der Sonne, wenn es nicht benutzt wird. Genau das passiert aber auch, wenn Sie im Alltag kaum mehr tun, als Ihren Hintern vom Bett zu diversen Sitzgelegenheiten und zurück ins Bett zu schieben – es fällt anfangs nur weniger auf. Doch je mehr dieser bequemen Jahre ins Land gehen, desto weniger bleibt von Ihrer jugendlichen Kraft (falls sie je da war, das ist heute auch nicht mehr selbstverständlich). Dies ist einer der wichtigsten Gründe, warum ältere Menschen so oft tatterig werden: Der Muskelschwund raubt ihnen die Grundlage für einen aktiven und selbstständigen Alltag. Doch dagegen können Sie etwas tun, und zwar in jedem Alter. Studien zeigen, dass man selbst jenseits des 80. Geburtstags noch von Muskelaufbautraining profitiert.

Verabschieden Sie sich also von der Vorstellung, Krafttraining wäre nur etwas für junge Männer, die aussehen wollen wie Schwarzenegger in seinen besten Zeiten. Die größte Bedeutung der Arbeit mit Gewichten liegt nicht darin, dicke Muckis zu züchten, sondern in seiner Wirkung auf die Gesundheit! Sie brauchen kräftige Muskeln, um Ihre Gelenke vor übermäßigen Abnutzungen zu schützen, um Ihr (Enkel-)Kind oder einen Sack Katzenstreu tragen zu können und eben auch für einen gesunden Stoffwechsel. Wo soll die Glukose denn hin, wenn Ihre Muskulatur so aussieht, als wären Sie wochenlang bettlägerig gewesen? Wenn Herz und Kreislauf nicht mehr gesund sind, kann Krafttraining der einzige Sport sein, den Sie überhaupt machen dürfen. Übrigens müssen Sie als Frau keine Angst haben: Sie werden selbst bei härtestem Training keine Muskelpakete entwickeln, weil Ihnen dafür die nötige Portion des männlichen Sexualhormons Testosteron fehlt.

Für alle, die keine besonderen Ambitionen haben, ist das Zirkeltraining mit Maschinen ideal (siehe Kasten): Damit erreichen Sie die größte Schnittmenge zwischen einem umfassenden Training für den ganzen Körper und möglichst geringem Zeitaufwand. In einer Untersuchung hatten die Probanden mit drei Trainingstagen von jeweils 45 bis 60 Minuten schon nach acht Wochen deutlich weniger Fett in der Leber eingelagert. Wenn Sie mehr erreichen wollen und sich doch eine tolle Strandfigur wünschen, sind Übungen mit freien Gewichten sinnvoller. Wie Sie Ihr Training aufbauen müssen, um Ihre Ziele möglichst effektiv zu erreichen und welche Details in der Ernährung Sie dafür jeweils beachten müssen, ist Stoff für ein eigenes Buch.[29]

Zirkel- und Kiesertraining mit Maschinen

In vielen modernen Studios wird eine Form des Trainings angeboten, bei der man sechs bis zehn Maschinen nacheinander nutzt und damit die wichtigsten Muskelgruppen des Körpers aktiviert. Sie sind meist nach der Herstellerfirma der Maschinen benannt (zum Beispiel Milon-Kraft-Zirkel). Häufig hat man eine persönliche Speicherkarte, auf welcher der Trainingsstand registriert ist und mit der sich bei jeder Maschine automatisch der richtige Widerstand und die optimale Sitzposition einstellt. Eine optische Anzeige gibt den Rhythmus von Be- und Entlastung vor sowie die Pausenzeiten zwischen den Sätzen. Dagegen führt man beim Kiesertraining an jeder Maschine nur einen einzigen Satz aus, den aber bis zur Erschöpfung. Dieses Maximalkrafttraining strafft und kräftigt die Muskeln besonders effektiv. Der Vorteil von solchen Geräterunden liegt darin, dass Sie dabei keine falschen Bewegungen machen können und zeitlich höchst effizient den ganzen Körper trainieren.

Aktionsplan für Sportentwöhnte

Vielleicht plagt Sie eine Arthrose im Knie, vielleicht hatten Sie bereits einen Herzinfarkt oder Sie sind nach Jahren ohne Sport einfach nur unsicher, welcher Weg zu mehr Bewegung für Sie der richtige ist. Dann folgen Sie am besten dem Rat des amerikanischen Wissenschaftlers Benjamin Rodriguez[30], der mit seinen Kollegen alle einschlägigen Studien zum Thema Fettleber und Sport gesichtet hat. Danach ist es am sinnvollsten, zunächst durch eine ärztliche Untersuchung feststellen zu lassen, ob Sie Sport treiben dürfen und wie belastbar Ihr Herz-Kreislauf-System ist. Werden keinerlei körperliche Einschränkungen festgestellt, sollten Sie die Hälfte Ihrer Trainingszeit der Ausdauer und die andere Hälfte dem Kraftaufbau widmen. Falls ein Ausdauertraining problematisch ist (zum Beispiel wegen Arthrose) sollten Sie dagegen ausschließlich Krafttraining machen. Das gleiche gilt bei einem geschwächten Herz-Kreislauf-System – in diesem Fall sollten die Übungen jedoch ärztlich überwacht werden (Reha-Sport). Die richtige Dosierung: An zwei bis drei Tagen pro Woche

---

29 Albers, Torsten, Worm, Nicolai, Segler, Kirsten: »Der LOGI-Muskelcoach«, systemed Verlag, Lünen, 2013.

30 Walter Reed National Military Medical Center in Washington D.C.

jeweils acht bis zehn Übungen machen, von jeder Übung ein bis drei Sets mit jeweils 12 bis 15 Wiederholungen.

Wenn Herz und Kreislauf fit sind und auch sonst keine Einschränkungen bestehen, gilt das gleiche, nur sollten Sie an manchen Trainingstagen die Gewichte höher wählen, sodass Sie nur acht Wiederholungen schaffen. Außerdem sollten Sie das Krafttraining an vier bis fünf Tagen in der Woche durch Ausdauereinheiten von 30 bis 45 Minuten ergänzen. Die Belastungsintensität sollte dabei mindestens moderat sein, das entspricht drei bis sechs MET[31] (Kalorien pro Kilogramm Körpergewicht pro Stunde), und darf auch öfter noch darüber liegen. Wie intensiv Ihr eigenes Training ist, können Sie mit Herzfrequenzmessgeräten (»Pulsuhr«) bestimmen.

Auf der folgenden Seite finden Sie diese Ratschläge noch mal in einer Übersicht vereint.

Durch die positiven Wirkungen, die Sport auf den Stoffwechsel ausübt, können Sie also die Entfettung der Leber und anderer Organe effektiv unterstützen und einer (erneuten) Verfettung vorbeugen. Das gilt besonders dann, wenn Sie zugleich Ihre Ernährung »insulinbewusst« gestalten. Was das bedeutet, lesen Sie im folgenden Kapitel.

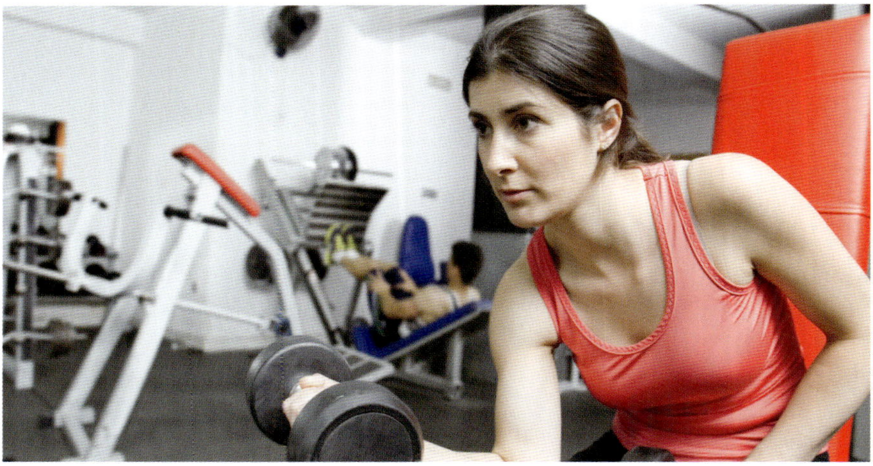

31 MET ist die Abkürzung für Metabolic Equivalent of Task (also Metabolisches Äquivalent verschiedener Anforderungen). Die Einheit wird verwendet, um den Energieverbrauch verschiedener Aktivitäten zu vergleichen.

Trainingsplankonzept für eine gesunde Leber

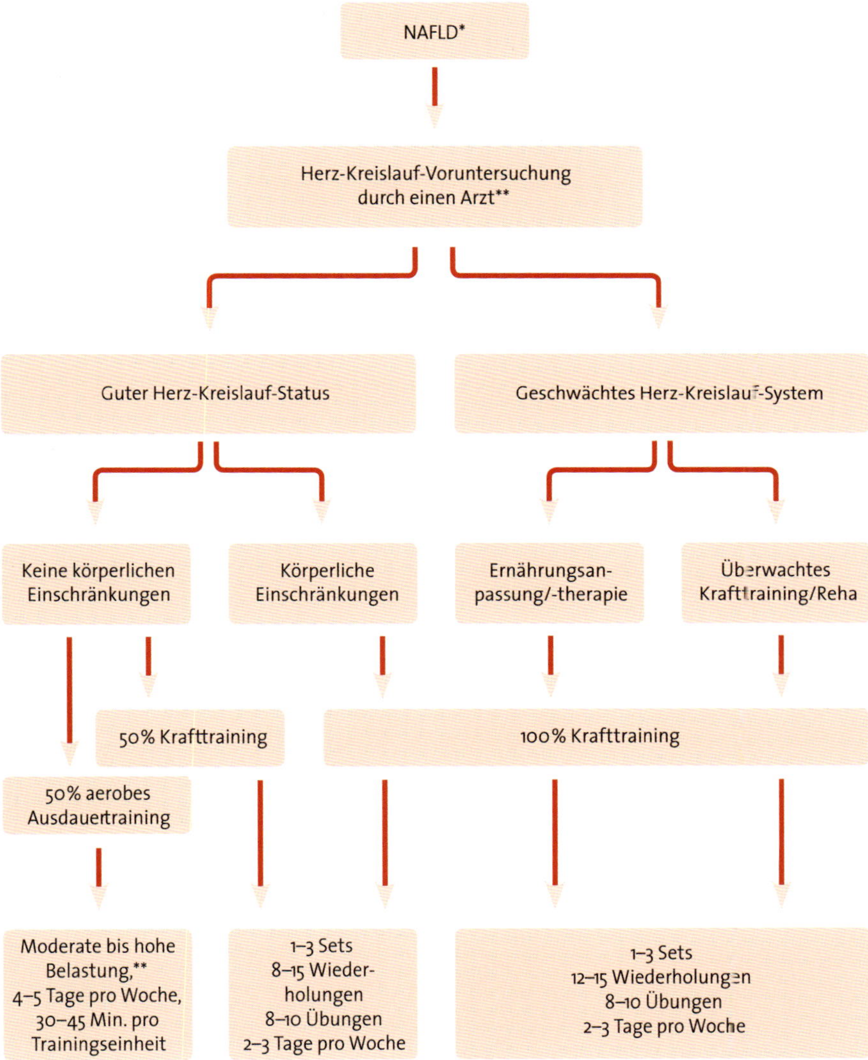

* NAFLD = Die verschiedenen Leberveränderungen (NAFL, NASH) werden als Nichtalkoholische Fettleber-Erkrankungen (NAFLD) zusammengefasst.

** Moderates aerobes Training (z.B. Walking) mit 3–5,9 MET (Metabolic Equivalent); hohe aerobe Belastung (z.B. Walking) mit mehr als 6 MET (Metabolic Equivalent)

KAPITEL 16 – INSULINBEWUSST GENIESSEN

Die Forschungsergebnisse zeigen überdeutlich, dass Kohlenhydrate tückisch sein können. Doch es geht nicht darum, Brot, Kartoffeln und Nudeln zu verteufeln und ganz aus dem Speiseplan zu streichen, sondern um eine Neuorientierung der alltäglichen Ernährung – weg von der immer noch propagierten Empfehlung, mehr als die Hälfte der Kalorien in Form von Kohlenhydraten zu sich zu nehmen. Und wo geht es hin? Zu viel frischem Gemüse und leckeren Früchten, köstlich zubereitet mit wertvollen Fetten (nicht zu knapp!) und hochwertigen Proteinquellen wie Fleisch, Fisch, Milchprodukten, Eiern, Nüssen und Hülsenfrüchten. Diese Form der Ernährung wird auch LOGI-Methode[32] *genannt. Sie lässt sich auch vegetarisch und sogar vegan umsetzen.*

Doch selbst wenn Sie sich für diesen Weg (noch) nicht entschieden haben, können Sie Ihre Ernährung insulinbewusster gestalten. Einen besonders effektiven Weg haben Sie bereits kennengelernt: Bewegung. Der zweite besteht darin, zwischen den Mahlzeiten mindestens vier Stunden verstreichen zu lassen und vor allem später am Abend nicht mehr zu naschen. Dadurch sorgen Sie immer wieder für Phasen, in denen die Insulinkonzentration im Blut so weit sinkt, dass Fett abgebaut wird. Allein das kann schon helfen, einer Fettleber vorzubeugen.

Gefährliche Betthupferl

Die bisherigen Ausführungen haben gezeigt, wie Sie einen entgleisten Stoffwechsel wieder auf Kurs bringen können und Ihr Risiko für Diabetes, Herzinfarkte und Krebs verringern: durch deutliches Abnehmen, Fasten und/oder Sport. Eine Möglichkeit fehlt aber noch, mit der Sie auch ans Ziel kommen: Sich so zu ernähren, dass möglichst keine hohen Glukose- und Insulinkonzentrationen im Blut entstehen. Um das zu erreichen, wurde die LOGI-Methode entwickelt. Es geht dabei nicht ums Abnehmen (obwohl es vielen Menschen damit leichter fällt, dauerhaft Gewicht loszuwerden), sondern darum, den Stoffwechsel zu entlasten.

Doch lassen Sie uns zuerst auf eine Ernährungsumstellung eingehen, die Sie schon heute umsetzen können: Verschaffen Sie Ihrem Körper

---

32 Die Abkürzung LOGI steht für »Low glycemic and insulinemic diet« und meint »niedrige Blutzucker- und Insulinkonzentration im Blut«.

mehr Insulinpausen. Wann immer Sie zwischen den Mahlzeiten vier oder sogar fünf Stunden verstreichen lassen, ohne zu naschen oder etwas Kalorienhaltiges zu trinken, sinkt gegen Ende dieser Phase die Insulinkonzentration im Blut weit genug, um für eine Weile den Fettabbau zu ermöglichen. Die wahre Gelegenheit dafür bietet sich aber in der Nacht. Angenommen, Sie essen um 18 Uhr zu Abend, dann startet knapp vier Stunden später die Fettverbrennung. Sollten Sie um 6 Uhr frühstücken, haben Sie eine achtstündige Mini-Fastenzeit hinter sich – das Frühstück heißt im englischsprachigen Raum nicht umsonst »breakfast«, also Fastenbrechen.

Doch vor dem Fernseher genuckelte Zuckerlimonaden, Knabbereien und süße Betthupferl und leider auch der eigentlich gesunde Obstteller verringern diesen Effekt – und das umso deutlicher, je später diese Leckereien genossen werden. Das Minifasten beginnt eben immer erst vier Stunden nach dem letzten Snack. Wenn Sie am späteren Abend vor Hunger umkommen und unbedingt noch etwas essen müssen, dann sollten Sie wenigstens etwas ohne Kohlenhydrate wählen: vielleicht ein Stück Käse, ein hart gekochtes Ei oder eine Scheibe Salami.

Aber natürlich können Sie das Minifasten nicht nur sabotieren, sondern umgekehrt auch verlängern. So können Sie zum Beispiel auf das Frühstück verzichten. Vielleicht gehören Sie ja ohnehin zu denen, die morgens nicht viel Appetit haben und frühstücken nur, weil das gut für die Figur sein soll. Aber das ist eine längst widerlegte Mär; entscheidend ist die gesamte Kalorienbilanz über 24 Stunden. Wenn Sie möchten, können Sie getrost erst mittags die erste Mahlzeit des Tages einnehmen. Umgekehrt können Sie natürlich auch das Abendessen ausfallen lassen; eine Weile galt »Dinner Cancelling« als der Geheimtipp beim Abnehmen. Sie können die Insulinpause aber auch ohne einen solchen Totalverzicht optimieren und einfach nur darauf achten, die letzte Mahlzeit des Tages etwas früher einzunehmen. Wenn Sie das Abendessen dann auch noch möglichst kohlenhydratarm gestalten – umso besser. Und damit sind wir wieder bei der LOGI-Methode.

Nieder mit der glykämischen Last!

In Kapitel 2 über die Kohlenhydrate kam es ja schon zur Sprache: Zu allererst bestimmt die glykämische Last (GL) darüber, wie viel Insulin gebraucht wird, um nach dem Essen die Glukose aus dem Blut zu schaffen.

Die GL ergibt sich aus der Menge der Kohlenhydrate in einer Mahlzeit und der Geschwindigkeit, mit der sie ins Blut übergehen. Allein durch eine Ernährungsumstellung weg von leicht verdaulichen Kohlenhydraten können Sie den Fettgehalt in der Leber deutlich senken – und zwar selbst dann, wenn Sie genauso viele Kalorien zu sich nehmen wie vorher! Das haben zwei Studien eindrucksvoll zeigen können.

Die eine Untersuchung wurde von der Universität von Neapel durchgeführt; darin sank der Leberfettgehalt der Probanden durch eine kohlenhydratreduzierte Ernährung (40 Prozent Kohlenhydrate, 42 Prozent Fett vor allem aus Olivenöl, 18 Prozent Protein) innerhalb von acht Wochen um ein Drittel. Die andere Studie des St. Vincent's Hospital Melbourne (Australien) erreichte mit 34 Prozent Kohlenhydraten, 44 Prozent Fett und 22 Prozent Proteinen innerhalb eines ähnlichen Zeitraums sogar noch bessere Ergebnisse. Die Versuchspersonen bekamen große Mengen Gemüse und Salate, Fisch, viel Fett aus Olivenöl, reichlich Nüsse sowie fetten griechischen Joghurt, und es wurde sehr genau darauf geachtet, dass die Versuchspersonen nicht mehr und nicht weniger Kalorien zu sich nahmen, als sie verbrauchten. Unter diesen Bedingungen verschwand 39 Prozent des Leberfettes und die Insulinsensitivität nahm deutlich zu. Währenddessen verlor die kohlenhydratbetont ernährte Kontrollgruppe gerade mal sieben Prozent des Leberfettes, aber die Insulinsensitivität verbesserte sich nicht.

So lecker ist LOGI

Was die australischen Studienteilnehmer essen durften, wird auch »Mittelmeerkost« genannt – das hört sich längst nicht so freudlos an wie »kohlenhydratreduzierte Kost« oder neudeutsch »Low-Carb«, sondern es klingt nach Urlaub. Tatsächlich lassen sich mit der LOGI-Ernährung köstliche Gerichte zaubern – und wenn Ihnen selbst nicht genug einfällt, gibt es inzwischen eine ganze Reihe von LOGI-Rezeptbüchern.[33] Neben vielen Hauptgerichten finden Sie darin auch Vorschläge für Desserts und Kuchen, für Frühstück und Abendessen, Kreationen von Sterneköchen, Ideen für das Abwandeln altbekannter Rezepte und für die vegetarische Küche. Die kohlenhydratreduzierte Kost vegan zu gestalten ist zwar deutlich komplizierter, aber selbst das geht.[34] Bei der praktischen

---

33 www.systemed.de

34 Lemberger, Heike, Mangiameli, Franca »Low-Carb vegan«, systemed Verlag, Lünen, 2013.

Umsetzung hilft auch die LOGI-Pyramide, die Ihnen einen schnellen Überblick darüber bietet, welchen Anteil die verschiedenen Lebensmittel in Ihrer Ernährung einnehmen sollten.

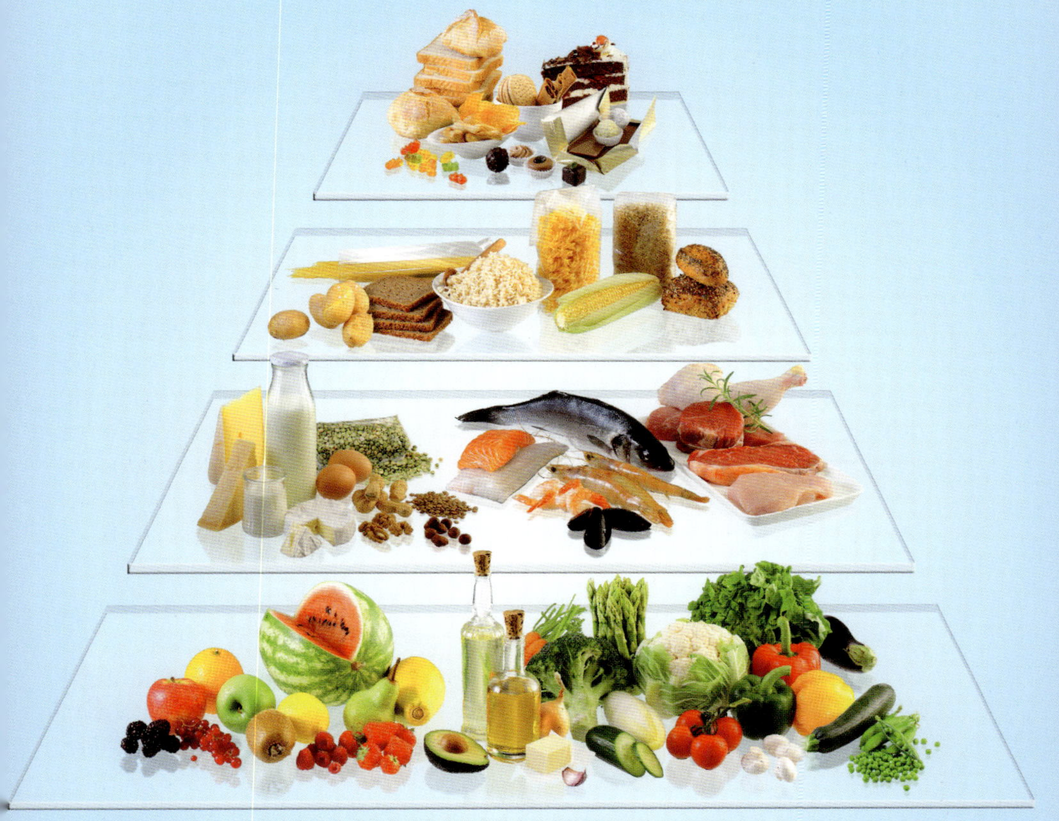

© Die Original-LOGI-Pyramide nach Dr. Worm, Stand 2009, publiziert in den Büchern zur LOGI-Methode bei systemed / www.systemed.de
Abdruck nur mit ausdrücklicher Genehmigung des systemed-Verlages.

Die LOGI-Pyramide Hier bilden Brot und andere Getreideprodukte nicht länger die Basis, sondern sind zusammen mit den Kartoffeln weit nach oben in die Spitze gewandert – von diesen Nahrungsmitteln sollte also weniger verzehrt werden. Den überwiegenden Teil der Kost sollten Gemüse, Pilze und Obst, Fleisch und Fisch, Milchprodukte, hochwertige Öle, Nüsse und Hülsenfrüchte ausmachen.

Mit einem Blick auf die Pyramide sehen Sie auch, dass bei der LOGI-Methode nichts tabu ist, auch süße Sachen nicht. Das ist wichtig! Denn nichts macht eine Speise attraktiver als sie nicht essen zu dürfen. Wenn Sie Ihre Ernährung umstellen und neue Gewohnheiten entwickeln wollen, müssen Sie einen Weg finden, der zu Ihrem Leben und Ihren Vorlieben passt und nicht mit Verboten gepflastert ist. Anstatt sich Marmeladenbrötchen zum Frühstück zu versagen, sollten Sie mögliche Alternativen spielerisch ausprobieren – und sich dann für einen Weg entscheiden, der für Sie gut funktioniert. Eine der Low-Carb-Alternativen mag Sie begeistern und die süßen Wecken in den Schatten stellen, wer weiß? Oder Sie reservieren sich die Marmeladenbrötchen als besonderes Highlight für das Wochenende. Aber wenn Sie am Ende doch nicht ohne glücklich werden können, dann gönnen Sie sich die Freude – und essen einfach nur noch eins statt wie bisher zwei.

Nur durch solche Flexibilität haben bewusste Veränderungen der Essgewohnheiten überhaupt eine Chance. Die ernährungspsychologische Forschung hat immer wieder gezeigt: Von den Menschen, die neue und gesündere Gewohnheiten anstreben, scheitern vor allem diejenigen, die sich die strengsten Regeln auferlegen. Die sogenannte »rigide Kontrolle« kostet einfach zu viel Kraft, um sie dauerhaft aufrechterhalten zu können.

Ganz anders sieht die Sache aus, wenn nicht der Verzicht im Vordergrund steht, sondern neu entdeckte Genüsse: Feldsalat mit gratiniertem Sesamziegenkäse (Bild 1), Hähnchenrouladen mit Mango und Papaya, Italienischer Auberginenauflauf mit Mozzarella (Bild 2) Lachs in Limetten-Bärlauch-Butter mit Parmesanspargel, fruchtiges Linsencurry (Bild 3), vegetarische Mangoldrouladen (Bild 4), Mousse von schwarzen Johannisbeeren ...

Sie werden überrascht sein, wie lecker gesunde Ernährung sein kann.

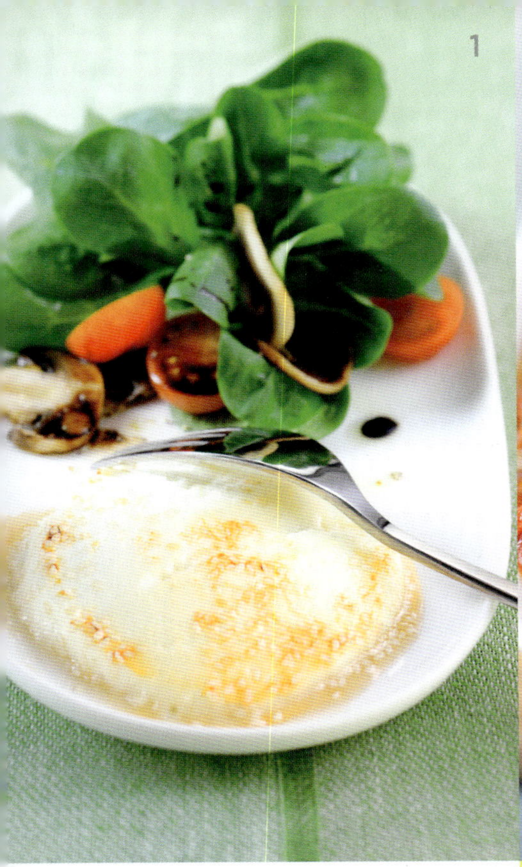
1
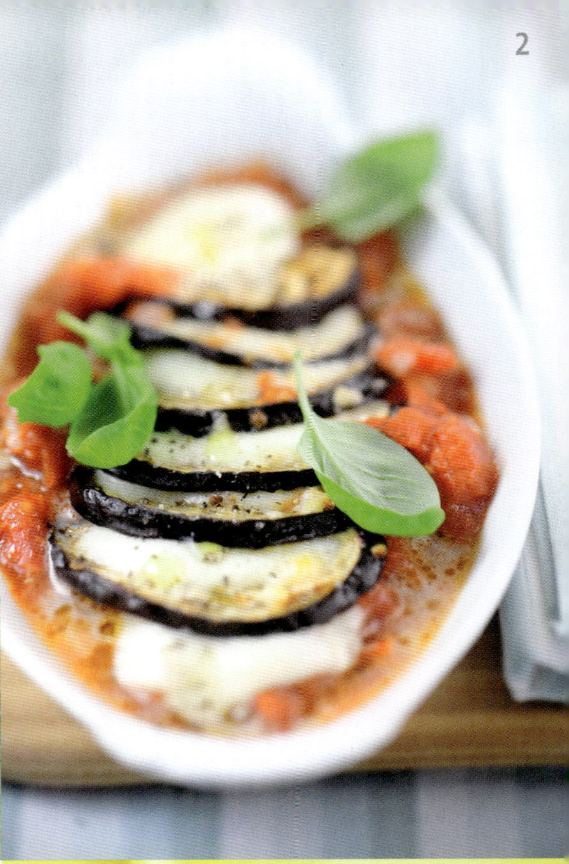
2
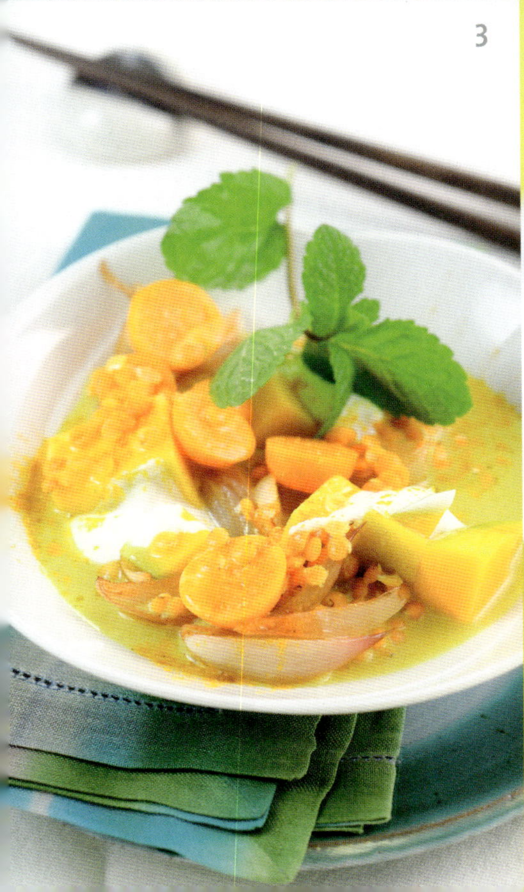
3
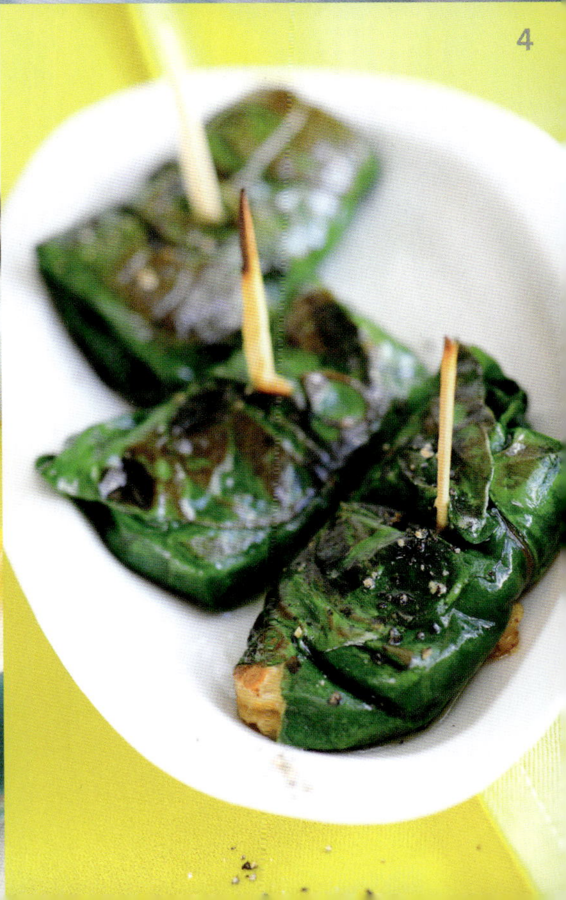
4

KALORIENTABELLE

Hier finden Sie die wichtigsten Kalorienangaben, die Sie für das Leberfasten brauchen.

Gemüse und Pilze	Kalorien (kcal) pro 100 g
Aubergine	17
Austernpilz	11
Bambussprossen	17
Blattsalate	13
Blumenkohl	22
Brokkoli	26
Champignon	22
Chicorée	16
Fenchel	24
Frühlingszwiebel	23
Gurke	12
Karotte	26
Kohlrabi	23
Knollensellerie	18
Mangold	14
Paprika	20
Pastinake	58
Petersilienwurzel	40
Pfifferling	15
Porree	25
Radieschen	14
Rettich	14
Rote Bete	41
Rotkohl	21
Rucola	24
Sauerkraut	17
Spargel	13
Staudensellerie	16
Steckrübe	34
Steinpilz	27
Tomate	17
Weißkraut	24
Zucchini	19
Zwiebel	28

Saucenzutaten	Kalorien
Joghurt (1,5 % Fett)	22 kcal (50 g)
Quark (Magerstufe)	36 kcal (50 g)
Hüttenkäse	40 kcal (50 g)
Öl	40 kcal (1 TL, ca. 5 g)
Essig	3 kcal (1 EL, ca. 15 ml)
Ajvar	3 kcal (1 TL, ca. 5 g)
Harissa	5 kcal (1 TL, ca. 5 g)
Senf	7 kcal (1 TL, ca. 8 g)
Knoblauch	3 kcal (1 Zehe, ca. 2 g)
Ingwerwurzel	6 kcal (1 Würfel, ca. 10 g)
Meerrettich, frisch	3 kcal (1 TL, ca. 5 g)

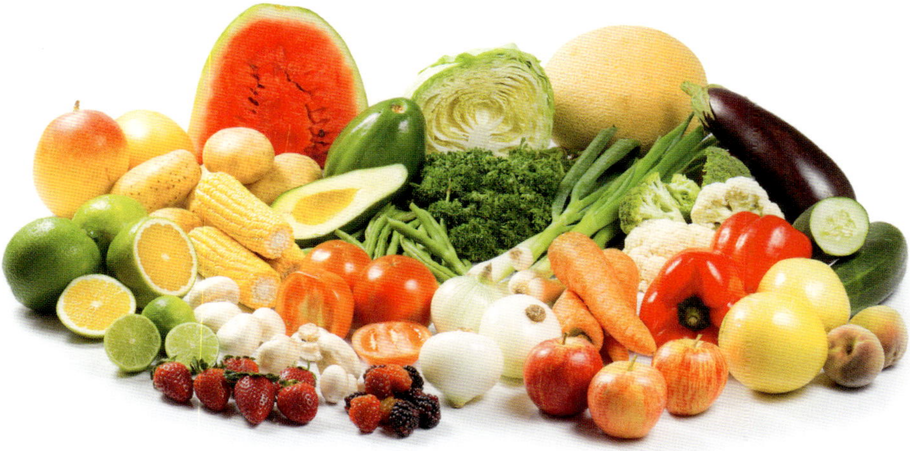

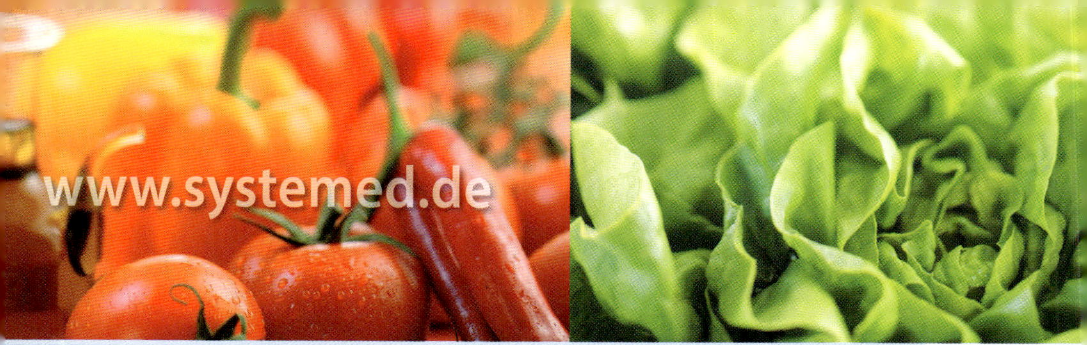

LOGI-Methode

Glücklich und schlank.
Mit viel Eiweiß und dem richtigen Fett. Das komplette LOGI-Basiswissen. Mit umfangreichem Rezeptteil.
Dr. Nicolai Worm
978-3-942772-96-9 **19,99 €**

Das große LOGI-Kochbuch.
120 raffinierte Rezepte zur Ernährungsrevolution von Dr. Nicolai Worm. Mit exklusiven LOGI-Kompositionen der Spitzenköche Alfons Schuhbeck, Vincent Klink, Ralf Zacherl, Christian Henze und Andreas Gerlach.
Franca Mangiameli
978-3-942772-79-2 **19,99 €**

Das neue große LOGI-Kochbuch.
120 neue Rezepte – auch für Desserts, Backwaren und vegetarische Küche. Jede Menge LOGI-Tricks und die klügsten Alternativen zu Pizza, Pommes und Pasta.
Franca Mangiameli | Heike Lemberger
978-3-942772-88-4 **19,99 €**

Abnehmen lernen. In nur zehn Wochen!
Das intelligente LOGI-Power-Programm zur dauerhaften Gewichtsreduktion. Mit diesem Tagebuch werden Sie Ihr eigener LOGI-Coach!
Heike Lemberger | Franca Mangiameli
978-3-942772-59-4 **18,99 €**

Das große LOGI-Back- und Dessertbuch.
Über 100 raffinierte Dessertrezepte, die Sie niemals für möglich gehalten hätten. So macht Leben nach LOGI noch mehr Spaß! Mit ausführlichem Stevia-Extrakapitel.
Franca Mangiameli | Heike Lemberger
978-3-927372-66-5 **19,95 €**

Das große LOGI-Grillbuch.
120 heiß geliebte Grillrezepte rund um Gemüse, Fisch und Fleisch. Ein Fest für LOGI-Freunde.
Heike Lemberger | Franca Mangiameli
978-3-942772-12-9 **18,00 €**

Das große LOGI-Fischkochbuch.
Köstliche Gerichte mit Fisch und Meeresfrüchten aus heimischen Gewässern und aus aller Welt.
Susanne Thiel | Anna Fischer
978-3-942772-07-5 **19,99 €**

Vegetarisch kochen mit der LOGI-Methode.
LOGI ohne Fisch und Fleisch? Na klar! 80 innovative und kreative LOGI-Veggie-Rezepte. Wenige Kohlenhydrate – glutenfrei!
Susanne Thiel | Dr. Nicolai Worm
978-3-927372-80-1 **19,95 €**

Leicht abnehmen! Geheimrezept Eiweiß.
Gewicht verlieren mit Eiweiß und Formula-Mahlzeiten. Und dann: gesund und schlank auf Dauer mit LOGI.
Dr. Hardy Walle | Dr. Nicolai Worm
978-3-95814-009-7 **19,99 €**

Leicht abnehmen! Das Rezeptbuch.
Gewicht verlieren mit Eiweiß und Formula-Mahlzeiten. Und für danach: 70 einfache und abwechslungsreiche LOGI-Rezepte.
Dr. Hardy Walle
978-3-927372-40-5 **12,95 €**

Eiweiß-Guide. NEU
Tabellen mit über 500 Lebensmitteln bewertet nach ihrem Eiweißgehalt und ausgewählten Aminosäuren.
Franca Mangiameli | Heike Lemberger
Dr. Nicolai Worm
978-3-942772-64-8 **9,99 €**

Fett Guide.
Wie viel Fett ist gesund? Welches Fett wofür? Tabellen mit über 500 Lebensmitteln, bewertet nach ihrem Fettgehalt und ihrer Fettqualität.
Heike Lemberger
Ulrike Gonder | Dr. Nicolai Worm
978-3-942772-09-9 **9,99 €**

LOGI-Guide.
Tabellen mit über 500 Lebensmitteln, bewertet nach ihrem glykämischen Index und ihrer glykämischen Last.
Franca Mangiameli
Dr. Nicolai Worm | Andra Knauer
978-3-942772-02-0 **6,99 €**

Die LOGI-Kochkarten.
Die besten LOGI-Rezepte. Einfallsreich, einfach, preiswert.
978-3-942772-54-9 **17,99 €**

Das große LOGI-Familienkochbuch.
Die LOGI-Ernährungsmethode für die ganze Familie in Theorie und Praxis. Mit 100 tollen Rezepten, die auch Kindern schmecken.
Marianne Botta | Dr. Nicolai Worm
978-3-927372-96-2 **19,99 €**

Endlich schlank ohne Diät.
Erfolgreich abnehmen ohne Jo-Jo-Effekt und Kalorienzählen - nach dem LOGI-Erfolgsprinzip von Dr. Nicolai Worm.
Anna Cavelius
978-3-942772-10-5 **9,99 €**

Der LOGI-Muskel-Coach.
Die ultimative Sporternährung für Muskelaufbau und Ausdauertraining.
Dr. Torsten Albers | Dr. Nicolai Worm
Kirsten Segler
978-3-942772-13-6 **19,99 €**

Mehr vom Sport! Low-Carb und LOGI in der Sporternährung.
Unter Mitwirkung zahlreicher Spitzensportler: Boxweltmeister Felix Sturm, Schwimmprofi Mark Warnecke, Leichtathlet Danny Ecker und viele mehr.
Clifford Opoku-Afari | Dr. Nicolai Worm
Heike Lemberger
978-3-927372-41-2 **19,95 €**

LOGI und Low Carb in der Sporternährung. FÜR FACHKREISE
Glykämischer Index und glykämische Last – Einfluss auf Gesundheit und körperliche Leistungsfähigkeit.
Jan Prinzhausen
978-3-927372-30-6 **24,90 €**

Bauch, Beine, Po – das LOGI-Workout für Frauen. (DVD)
Inklusive ausführlichem Booklet.
Matthias Maier | Dr. Nicolai Worm
978-3-927372-98-6 **14,95 €**

LOGI im Alltag, in der Praxis und in der Klinik.
Andra Knauer
978-3-942772-31-0 **8,99 €**

Die LOGI-Jubiläumsbox.
10 erfolgreiche, glückliche und schlanke Jahre mit der LOGI-Methode. Enthält DIE drei Standardwerke rund um die LOGI-Methode zum Jubiläumspreis.
- Glücklich und schlank.
- Das große LOGI-Kochbuch.
- Das neue große LOGI-Kochbuch.

Dr. Nicolai Worm | Franca Mangiameli
Heike Lemberger
978-3-927372-68-9 **50,00 €**
(erhältlich solange der Vorrat reicht)

Noch mehr LOGI.
Die LOGI-Fisch-, -Back- und -Grillbox. Über 400 raffinierte Rezepte. Die Box beinhaltet:
- das große LOGI-Fischkochbuch
- das große LOGI-Grillbuch,
- das große LOGI-Back- und -Dessertbuch

Heike Lemberger | Franca Mangiameli
Susanne Thiel | Anna Fischer
978-3-942772-48-8 **45,00 €**
(erhältlich solange der Vorrat reicht)

LOGI durch den Tag. FLIPCHART TISCHAUFSTELLER
Kombinieren Sie Ihren LOGI-Abnehmplan aus 50 Frühstücken, 50 Mittagessen und 50 Abendessen. Maximale Sättigung mit weniger als 1.600 Kalorien und 80 Gramm Kohlenhydraten pro Tag!
Franca Mangiameli
978-3-95814-007-3 **24,99 €**

Das LOGI-Menü. FLIPCHART TISCHAUFSTELLER
Logisch kombiniert: 50 Vorspeisen, 50 Hauptgerichte, 50 Desserts.
Franca Mangiameli
978-3-95814-006-6 **24,99 €**

Die LOGI-Akademie. FLIPCHART TISCHAUFSTELLER – FÜR FACHKREISE
LOGI lehren – LOGI verstehen. Ein Leitfaden zur Patientenschulung und zum Selbststudium.
Franca Mangiameli
978-3-927372-59-7 **48,00 €**

Gesundheit

Syndrom X oder Ein Mammut auf den Teller!
Mit Steinzeitdiät aus der Wohlstandsfall
Dr. Nicolai Worm
978-3-927372-23-8 **19,90 €**

Heilkraft D.
Wie das Sonnenvitamin vor Herzinfarkt, Krebs und anderen Zivilisationskrankheiten schützt.
Dr. Nicolai Worm
978-3-927372-47-4 **15,95 €**

Die Schlafmangel-Fett-Falle.
... wie Sie trotzdem gesund und schlan bleiben.
Dr. Nicolai Worm
978-3-927372-94-8 **7,50 €** ~~14,95 €~~

ERSCHEINT FEBRUAR 2015 – VORBESTELLBAR AB SOFORT!

Das Fastenbuch.
18 Kuren für alle Gelegenheiten.
Anna Cavelius
978-3-927372-85-6 **19,99 €**

*Seit Juli 2014 erscheinen unsere beliebten LOGI-Kochbücher in der praktischen verdeckten Spiralbindung.

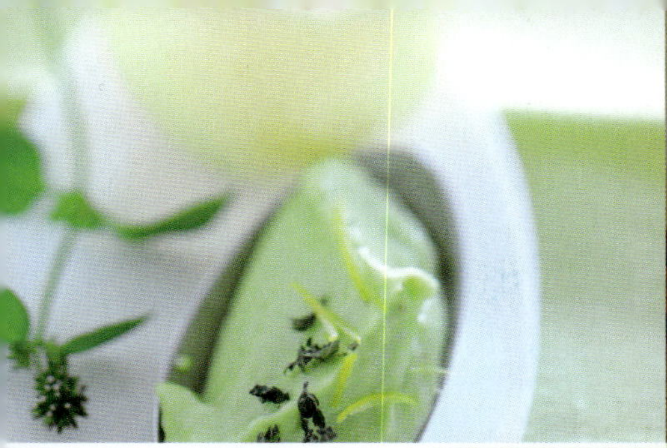

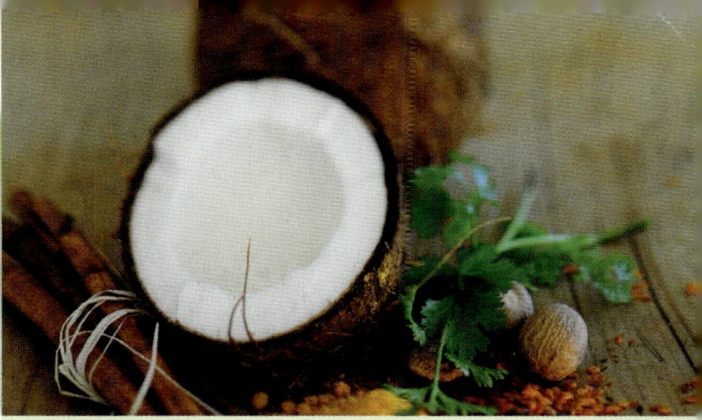

stemed Küchenratgeber

w-Carb – Low-Budget.
enhydratbilanzierte Küche
len kleinen Geldbeutel.
fgang Link | Dr. med. Jürgen Voll
-3-942772-65-5 **7,99 €**

w-Carb unterwegs.
ezepte für die Reise und zum
ehmen.
ca Mangiameli | Heike Lemberger
-3-942772-66-2 **7,99 €**

w-Carb vegan.
ezepte ohne tierische Lebensmittel.
ca Mangiameli | Heike Lemberger
-3-942772-68-6 **7,99 €**

NEU
w-Carb bei Nahrungsmittel-verträglichkeit.
ezepte bei Laktoseintoleranz/
ktoseintoleranz/Zöliakie.
fgang Link | Dr. med. Jürgen Voll
-3-942772-74-7 **7,99 €**

NEU
w-Carb in 15 Minuten.
leichte« Schnellrezepte zum Genießen.
fgang Link
-3-942772-75-4 **7,99 €**

NEU
**w-Carb in der
nwangerschaft.**
undheit mit wenig Kohlenhydraten
Mutter und Baby.
ett Schmittendorf
-3-942772-72-3 **7,99 €**

NEU
KetoKüche kennenlernen.
Die ketogene Ernährung in Theorie und Praxis.
Ulrike Gonder | Anja Leitz
978-3-942772-80-8 **7,99 €**

NEU
Low-Carb für Sportler.
30 kohlenhydratreduzierte Gerichte für den Sportler.
Wolfgang Link | Dr. med. Jürgen Voll
978-3-942772-91-4 **7,99 €**

NEU
Low-Carb-Desserts.
40 Desserts mit wenig Kohlenhydraten.
Wolfgang Link
978-3-942772-95-2 **7,99 €**

NEU
Low-Carb-Powerwoche.
In 7 Tagen Vitalität gewinnen und Gewicht verlieren.
Wolfgang Link | Dr. med. Jürgen Voll
978-3-942772-87-7 **7,99 €**

NEU
Low-Carb-Pfannengerichte.
40 Rezepte für die schnelle Pfanne mit wenig Kohlenhydraten.
Wolfgang Link
978-3-942772-93-8 **7,99 €**

Gesundheit

BESTSELLER
Mehr Fett!
Warum wir mehr Fett brauchen, um gesund und schlank zu sein.
Ulrike Gonder | Dr. Nicolai Worm
978-3-927372-54-2 **19,95 €**

Menschenstopfleber.
Die verharmloste Volkskrankheit Fettleber.
Dr. Nicolai Worm
978-3-927372-78-8 **19,99 €**

NEU
Volkskrankheit Fettleber.
Verkannt – verharmlost – heilbar.
Dr. Nicolai Worm | Kirsten Segler
978-3-942772-78-5 **16,99 €**

BESTSELLER
Stopp Diabetes!
Raus aus der Insulinfalle dank der LOGI-Methode.
Katja Richert | Ulrike Gonder
978-3-927372-56-6 **16,95 €**

Stopp Diabetes! Praxisbuch.
Ernährungs- und Bewegungspläne.
LOGI-Methode.
Ein besseres Leben mit Diabetes.
Katja Richert
978-3-942772-08-2 **16,99 €**

Ketogene Ernährung

BESTSELLER
Krebszellen lieben Zucker – Patienten brauchen Fett.
Gezielt essen für mehr Kraft und Lebensqualität bei Krebserkrankungen.
Prof. Ulrike Kämmerer
Dr. Christina Schlatterer | Dr. Gerd Knoll
978-3-927372-90-0 **24,99 €**

NEU
Ketogene Ernährung bei Krebs.
Die besten Lebensmittel bei Tumorerkrankungen.
Prof. Ulrike Kämmerer
Dr. Christina Schlatterer | Dr. Gerd Knoll
978-3-942772-43-3 **14,99 €**

KetoKüche für Einsteiger: Rezepte & Kraftshakes.
50 ketogene Rezepte, die schmecken.
Dorothee Stuth | Ulrike Gonder
978-3-942772-42-6 **14,99 €**

KetoKüche zum Genießen.
Mit gesunden Gewürzen und Kokosnuss.
Über 100 ketogene Rezepte für Genießer.
Bettina Matthaei | Ulrike Gonder
978-3-942772-44-0 **19,99 €**

JETZT ALS PAPERBACK
Stopp Alzheimer!
Wie Demenz vermieden und behandelt werden kann.
Dr. Bruce Fife
978-3-942772-86-0 **20,00 €** ~~24,95 €~~

Stopp Alzheimer! Praxisbuch.
Wie Demenz vermieden und behandelt werden kann. Mit zahlreichen Rezepten, Mental-Test sowie Warenkunde und Kohlenhydrattabellen.
Dr. Bruce Fife
978-3-942772-27-3 **12,99 €**

Grundlagenbroschüre Ketogene Ernährung bei Krebserkrankungen.
Prof. Ulrike Kämmerer
Dr. Christina Schlatterer | Dr. Gerd Knoll
(erhältlich nur beim Verlag) **3,50 €**

Praxisbroschüre Rezepte zur Unterstützung einer ketogenen Ernährung für Krebspatienten.
Prof. Ulrike Kämmerer | Nadja Pfetzer
(erhältlich nur beim Verlag) **6,90 €**
+Paketpreis für beide: 8,90 €

Das Beste aus der Kokosnuss.
Natives Bio-Kokosöl und Bio-Kokosmehl.
Ulrike Gonder
978-3-942772-56-3 **4,99 €**

Kokosöl (nicht nur) fürs Hirn!
Wie das Fett der Kokosnuss helfen kann, gesund zu bleiben und das Gehirn vor Alzheimer und anderen Schäden zu schützen.
Ulrike Gonder
978-3-942772-38-9 **5,99 €**

Positives über Fette und Öle.
Warum gute Fette und Öle so wichtig für uns sind.
Ulrike Gonder
978-3-942772-57-0 **4,99 €**
Alle 3 Bücher im Paket
978-3-942772-55-6 **12,00 €**

Das angesagte, neue Ernährungsthema im systemed Verlag: Gezielt essen bei Krebserkrankungen, Alzheimer und Demenz mit ketogener Ernährung.

systemed verlag

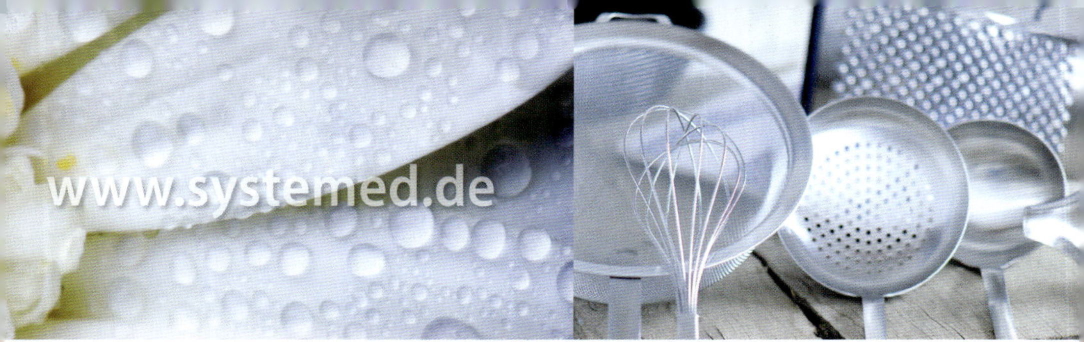

Ernährung, Gesundheit, Lifestyle, Wellness

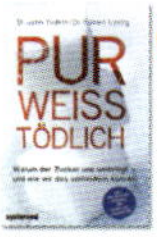

Pur – weiß – tödlich.
Warum der Zucker uns umbringt – und wie wir das verhindern können.
Prof. John Yudkin | Prof. Robert Lustig
978-3-942772-41-9 **14,99 €**

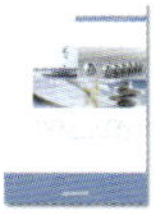

Andullation Quelle der Gesundheit
Einfache Wege gesund zu werden und zu bleiben
Birgit Frohn | Prof. Dr. Roland Stutz
978-3-942772-20-4 **18,99 €**

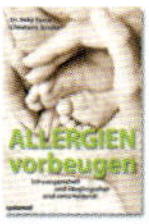

Allergien vorbeugen.
Schwangerschaft und Säuglingsalter sind entscheidend!
Dr. Imke Reese | Christiane Schäfer
978-3-927372-50-4 **14,95 €**

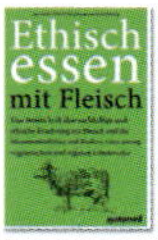

Ethisch Essen mit Fleisch.
Eine Streitschrift über nachhaltige und ethische Ernährung mit Fleisch und die Missverständnisse und Risiken einer streng vegetarischen und veganen Lebensweise.
Lierre Keith | Ulrike Gonder
978-3-927372-87-0 **14,99 €**

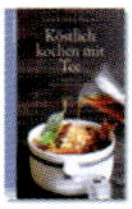

Köstlich kochen mit Tee.
Einfache und inspirierende Rezepte.
Tanja Bischof | Harry Bischof
978-3-942772-76-1 **8,95 €**

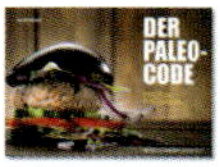

Der Paleo-Code.
Pure Food. Pure Training.
Romy Dollé
978-3-927372-86-3 **19,99**

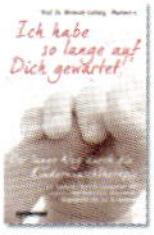

Ich habe so lange auf Dich gewartet!
Der lange Weg durch die Kinderwunschtherapie. Ein Tagebuch – ärztlich kommentiert und ergänzt – über Hoffnungen, Misserfolge, Wegbegleiter und das Wunschkind.
Prof. Michael Ludwig | Maileen L.
978-3-942772-11-2 **15,99 €**

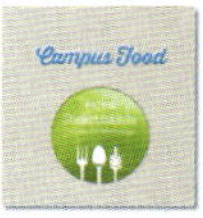

Campus Food.
Vegane Studentenküche.
Anne Bühring | Kurt-Michael Westerm
978-3-942772-21-1 **16,99**

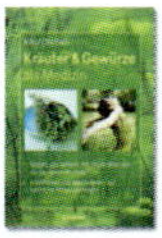

Kräuter & Gewürze als Medizin.
Gesund und schlank mit Vitalkräften aus der Apotheke der Natur.
Klaus Oberbeil
978-3-942772-92-1 **15,00 €** ~~19,95 €~~

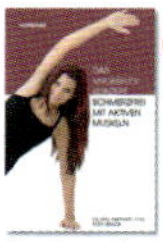

Das Myoreflexkonzept.
Schmerzfrei mit aktiven Muskeln.
Dr. med. Eberhard Jörg | Peter Kensok
978-3-942772-49-5 **19,99 €**

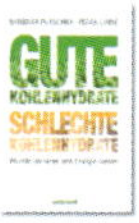

Gute Kohlenhyrate – schlechte Kohlenhydrate.
Pfunde verlieren und Energie tanken.
Barbara Plaschka | Petra Linné
978-3-927372-81-8 **12,95 €**

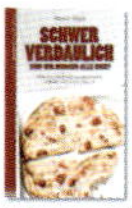

Schwer verdaulich.
Wie uns die Ernährungsindustrie mästet und krank macht.
Pierre Weill
978-3-942772-40-2 **12,95 €**

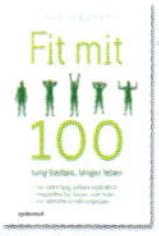

Fit mit 100.
Jung bleiben, länger leben.
- Ein Leben lang schlank & glücklich.
- Programme für Körper und Seele.
- 100 wertvolle Ernährungstipps.

Klaus Oberbeil
978-3-927372-93-1 **14,99 €**

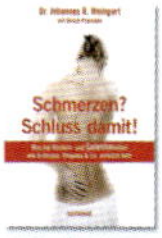

Gelenkschmerzen? Schluss damit!
Hilfe bei Arthrose, Bandscheiben- und rheumatischen Beschwerden, Fibromyalgie & Co.
Dr. Johannes R. Weingart | Ulrich Pramann
978-3-942772-58-7 **16,99 €**

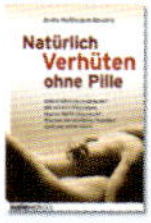

Natürlich verhüten ohne Pille.
Welche Methode ist die beste?
Alle sicheren Alternativen. Was tun bei Kinderwunsch? Wie man die natürlichen Techniken rasch und sicher erlernt.
Anita Heßmann-Kosaris
978-3-927372-63-4 **14,95 €**

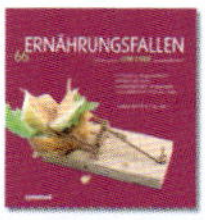

66 Ernährungsfallen … und wie sie mit Low-Carb zu vermeiden sind.
- in typischen Alltagssituationen
- für Büro und Freizeit
- mit Einkaufsführer im Supermarkt
- mit ausführlichem Restaurant-Guide

Barbara Plaschka | Petra Linné
978-3-927372-55-9 **15,95 €**

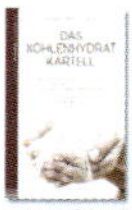

Das Kohlenhydratkartell.
Über die Diätkatastrophe, die finsteren Machenschaften der Zuckerlobby und Wege aus dem Diätendschungel.
Clifford Opoku-Afari
978-3-942772-39-6 **12,95 €**

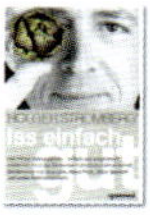

Iss einfach gut.
Das Prinzip Nahrungskette – einfach u pragmatisch erklärt vom Koch der Deutschen Fußballnationalmannschaf

In Hardcover-Luxusausführung mit Moleskine Gummi und Saisonkalende als DIN-A3-Poster
Holger Stromberg
978-3-942772-50-1 **18,99**

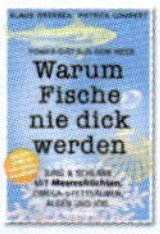

Warum Fische nie dick werden.
Die Meeresdiät mit Algen, Meeresfrüchten, Jodsalz, Eiweiß & Co.
Klaus Oberbeil | Patrick Coudert
978-3-942772-71-6 **19,99 €**

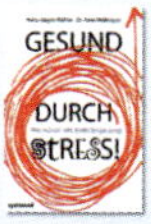

Gesund durch Stress!
Wer reizvoll lebt, bleibt länger jung!
Hans-Jürgen Richter
Dr. Peter Heilmeyer
978-3-927372-42-9 **8,00 €** ~~15,95 €~~

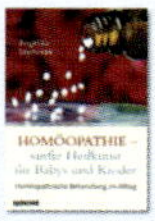

Homöopathie – sanfte Heilkunst für Babys und Kinder.
Homöopathische Behandlung im Alltag.
Angelika Szymczak
978-3-927372-49-8 **14,00 €** ~~19,95 €~~

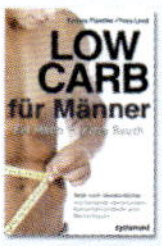

Low-Carb für Männer. Ein Mann – (k)ein Bauch.
Jetzt noch übersichtlicher – mit komplett überarbeiteter Kohlenhydrattabelle zum Nachschlagen.
Barbara Plaschka | Petra Linné
978-3-942772-52-5 **15,99 €**

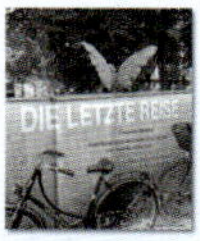

Die letzte Reise.
Eine Reise über deutsche Friedhöfe von Sylt bis Konstanz.
Clemens Menne
978-3-927372-76-4 **34,00 €**

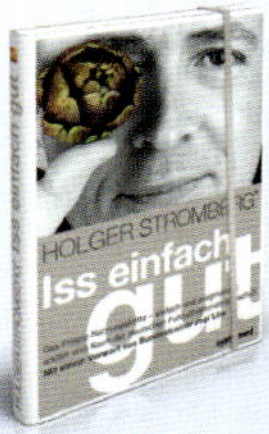

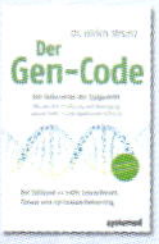

Der Gen-Code.
Das Geheimnis der Epigenetik – wie wir mit Ernährung und Bewegung unsere Gene positiv beeinflussen können.
Dr. Ulrich Strunz
978-3-942772-01-3 **14,99 €**

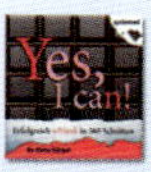

Yes, I can!
Erfolgreich schlank in 365 Schritten.
Dr. Ilona Bürgel
978-3-927372-51-1 **7,50 €** ~~15,00 €~~

Bestellen Sie direkt beim Verlag.
Versandkostenfreie Lieferung.
Alle bereits erschienenen Bücher sind sofort lieferbar.

Mehr Infos zum Programm, zu den Autoren und zu weiteren Neuerscheinungen finden Sie auf unserer website: www.systemed.de.

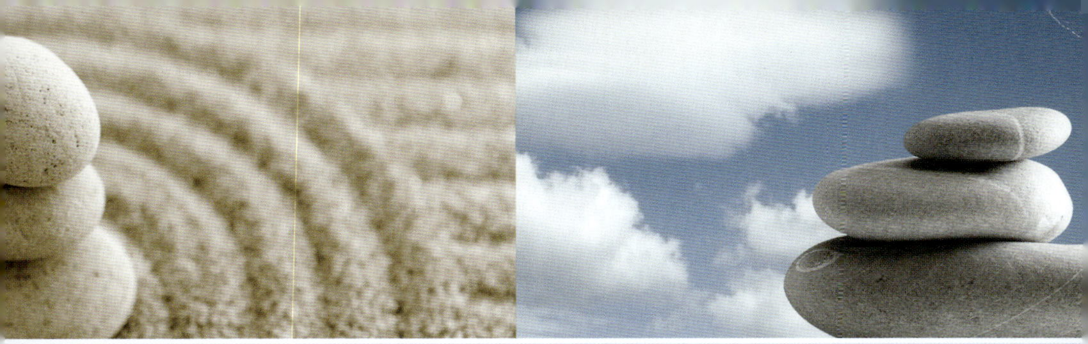

ɔga & Achtsamkeit

ıs Hatha Yoga Lehrbuch.
mpoorna Hatha Yoga, Perfektion in
wegung. Die 150 schönsten Übungen.
rcel Anders-Hoepgen
3-3-927372-53-5 **29,95 €**

mpoorna
atha Yoga Stunde. (DVD)
fe 1
rcel Anders-Hoepgen
3-3-927372-64-1 **17,95 €**

mpoorna
atha Yoga Stunde. (CD)
fe 1
rcel Anders-Hoepgen
3-3-927372-65-8 **14,95 €**

mpoorna
atha Yoga Stunde. (DVD)
chte Mittelstufe
werpunkt: Dehnung der Hüften
rcel Anders-Hoepgen
3-3-942772-04-4 **17,95 €**

NEU
atha Yoga Stunde. (DVD)
chte Mittelstufe
werpunkt: Kraftaufbau
rcel Anders-Hoepgen
3-3-927372-84-9 **17,99 €**

ebammen Yoga.
ungen zur Geburtsvorbereitung
d Rückbildung. ***Inkl. Mantra-Audio-CD.***
arcel Anders-Hoepgen
8-3-927372-99-3 **9,00 €** ~~19,99 €~~

ebammen Yoga. (Doppel-DVD)
ungen zur Geburtsvorbereitung und
ckbildung.
arcel Anders-Hoepgen
8-3-942772-03-7 **16,95 €**

Yoga von Kopf bis Fuß.
5-Minuten-Übungen aus
dem Sampoorna Hatha Yoga.
Die Box beinhaltet:
- Augenentspannung (CD)
- Gleichgewicht (CD)
- Nackenentspannung (CD)
- Oberen Rücken stärken (CD)
- Unteren Rücken stärken (CD)
- Bauchmuskulatur stärken (CD)

Marcel Anders-Hoepgen
978-3-942772-45-7 **30,00 €**
(erhältlich solange der Vorrat reicht)

Nada-Yoga-Musik-Reihe.
Marcel Anders-Hoepgen

Eternal OM (CD)
978-3-942772-16-7 12,99 €
Shanti (CD)
978-3-942772-29-7 12,99 €
Runterkommen (CD)
978-3-942772-17-4 12,99 €
Gelassenheit (CD)
978-3-942772-15-0 12,99 €

Marcel Anders-Hoepgen
Besser schlafen. (CD)
Entspannung für die Nacht.
978-3-942772-25-9 **12,99 €**
Gut schlafen. (CD)
Entspannung für die Nacht.
978-3-927372-62-7 **9,95 €**
Kraft tanken. (CD)
Entspannung für den Tag.
978-3-927372-61-0 **9,95 €**

Marcel Anders-Hoepgen
Augenentspannung (CD)
978-3-927372-71-9 8,95 €
Gleichgewicht (CD)
978-3-927372-72-6 8,95 €
Nackenentspannung (CD)
978-3-927372-70-2 8,95 €
Oberen Rücken stärken (CD)
978-3-927372-73-3 8,95 €
Unteren Rücken stärken (CD)
978-3-927372-74-0 8,95 €
Bauchmuskulatur stärken (CD)
978-3-927372-75-7 8,95 €

NEU
Die Yogi-Methode.
30-Tage-Challenge zur achtsamen
Ernährung. Vegan – vegetarisch –
ayurvedisch.
Marcel Anders-Hoepgen
978-3-942772-69-3 **19,99 €**

FLIP CHART TISCH AUFSTELLER
Yoga: Jeden Tag neu!
Über 100.000 mögliche Kombinationen
für Übungseinheiten à 5 bis 10 Minuten.
Marcel Anders-Hoepgen
978-3-927372-69-6 **28,00 €**

Sonnengruß, Teil 1. (DVD + CD)
Das perfekte Workout.
Marcel Anders-Hoepgen
978-3-927372-77-1 **16,95 €**

Sonnengruß, Teil 2. (DVD + CD)
Der perfekte Stressabbau.
Marcel Anders-Hoepgen
978-3-927372-97-9 **16,95 €**

Rücken for fit.
Das 30-Tage-Programm für einen schmerzfreien Rücken in nur fünf Minuten pro Tag.
Inklusive Übungs-DVD.
Marcel Anders-Hoepgen
978-3-942772-53-2 **19,99 €**

NEU
Anti-Stress-Yoga.
Kartenbox mit 56 Asanas und 18 Rezepten.
Petra Orzech
978-3-942772-85-3 **14,99 €**

Der Glücksvertrag
Das 21-Tage-Programm. Ein glückliches
Leben in Balance dank einer Formel aus
Psychologie und fernöstlicher Heilkunst.
Inklusive DVD.
Ashish Mehta | Gela Brüggemann
978-3-942772-14-3 **19,99 €**

Mut zur Trennung.
Plädoyer für eine mutige und
produktive Entscheidung – Kinder
brauchen Aufrichtigkeit.
Jutta Martha Beiner
978-3-942772-47-1 **15,99 €**

BEST-SELLER
Schlank durch Achtsamkeit.
Durch inneres Gleichgewicht
zum Idealgewicht.
Ronald Pierre Schweppe
978-3-942772-90-7 **14,99 €**

Achtsam abnehmen.
33 Methoden für jeden Tag.
Ronald Pierre Schweppe
978-3-942772-99-0 **12,99 €**

NEU
Warum Stress dick macht
… und warum wir entspannt
schneller abnehmen.
Ronald Pierre Schweppe
978-3-942772-51-8 **12,99 €**

Der Burnout-Irrtum
Ausgebrannt durch Vitalstoffmangel –
Burnout fängt in der Körperzelle an!
Das Präventionsprogramm mit
Praxistipps und Fallbeispielen
Uschi Eichinger | Kyra Hoffmann
978-3-942772-06-8 **19,99 €**

ERSCHEINT NOVEMBER 2014
VORBESTELLBAR AB SOFORT!
Die Anti-Stress-Ernährung.
Die LOGI-Methode zur Stressbewältigung.
Uschi Eichinger | Kyra Hoffmann
978-3-942772-67-9 **9,99 €**

ERSCHEINT FRÜHJAHR 2015
VORBESTELLBAR AB SOFORT!
Glückliche Kinder.
Erziehung in Liebe & Achtsamkeit.
Aus der Reihe »mitGefühl«
Ronald Pierre Schweppe
978-3-95814-000-4 **7,99 €**

ERSCHEINT FRÜHJAHR 2015
VORBESTELLBAR AB SOFORT!
Starke Partner.
Beziehung in Liebe & Achtsamkeit.
Aus der Reihe »mitGefühl«
Aljoscha Long
978-3-95814-001-1 **7,99 €**

ERSCHEINT FRÜHJAHR 2015
VORBESTELLBAR AB SOFORT!
Dauerhaft schlank.
Ernährung mit Liebe & Achtsamkeit.
Aus der Reihe »mitGefühl«
Dr. Julia Bollwein
978-3-95814-002-8 **7,99 €**

ERSCHEINT FRÜHJAHR 2015
VORBESTELLBAR AB SOFORT!
Selbstheilung.
Gesundheit durch Liebe & Achtsamkeit.
Aus der Reihe »mitGefühl«
Fei Long
978-3-95814-003-5 **7,99 €**

systemed Verlag
Kastanienstraße 10
D-44534 Lünen
Telefon 02306 63934
Telefax 02306 61460
www.systemed.de
faltin@systemed.de

Bildnachweise:
Illustrationen Seite 61, 82: © Markus Weber, Guter Punkt
Seite 15: © Studio L'Eveque, München
Seite 18: © AlexRaths / istock / thinkstock
Seite 23: © Okea / istock / thinkstock
Seite 25: © seregam / istock / thinkstock
Seite 26: © bergamont / istock / thinkstock
Seite 29: © rvlsoft / istock / thinkstock
Seite 34: © Magone / istock / thinkstock
Seite 35: © LeventKonuk / istock / thinkstock
Seite 40: © Serhiy Shullye/ istock / thinkstock
Seite 43: © roman_slavik / istock / thinkstock
Seite 45: © fatchoi/ istock / thinkstock
Seite 49: © apcuk / istock / thinkstock
Seite 52: © thinkstock
Seite 57: © bacalao – Fotolia.com und © jinga80 – Fotolia.com
Seite 67: © runzelkorn – Fotolia.com
Seite 74: © Wavebreakmedia Ltd / thinkstock
Seite 76: © vikif / istock / thinkstock
Seite: 79: © AndreaAstes / istock / thinkstock
Seite 86: © YelenaYemchuk / istock / thinkstock
Seite 90: © Susan_SM / istock / thinkstock
Seite 96: © stockbyte / thinkstock
Seite 99: © kieferpix / istock / thinkstock
Seite 107: © DimaSobko / istock / thinkstock
Seite 108: © KateLeigh / istock / thinkstock
Seite 111: © macro_jarek / istock / thinkstock
Seite 120: © karandaev und © ValentynVolkov / istock / thinkstock
Seite 130: © MaxRiesgo / istock / thinkstock
Seite 137: © Studio L'Eveque, München
Seite 139: © nehopelon / istock

Impressum:

ISBN 978-3-942772-78-5
Redaktion: Kirsten Segler, Schorndorf / systemed Verlag, Lünen
Druck: Werbedruck GmbH Horst Schreckhase
Umschlaggestaltung: Hauptmann & Kompanie Werbeagentur, Zürich
Satz: Guter Punkt, München

1. Auflage